WFSBP（生物学的精神医学会世界連合）版
双極性障害の生物学的治療ガイドライン：躁病急性期の治療

Heinz Grunze
Eduard Vieta
Guy M. Goodwin
Charles Bowden
Rasmus W. Licht
Hans-Jürgen Möller
Siegfried Kasper
& WFSBP Task Force on Treatment Guidelines for Bipolar Disorders

訳
山 田 和 男

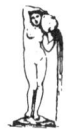

星 和 書 店

Seiwa Shoten Publishers

2-5 Kamitakaido 1-Chome
Suginamiku Tokyo 168-0074, Japan

The World Federation of Societies of Biological Psychiatry (WFSBP)
Guidelines for the Biological Treatment of Bipolar Disorders: Update 2009 on the Treatment of Acute Mania

Heinz Grunze
Eduard Vieta
Guy M. Goodwin
Charles Bowden
Rasmus W. Licht
Hans-Jürgen Möller
Siegfried Kasper
& WFSBP Task Force on Treatment Guidelines for Bipolar Disorders

Translated from English
by
Kazuo Yamada, M.D.

English edition copyright © 2009 Informa UK Ltd.（Informa Healthcare, Taylor & Francis AS）
Japanese edition copyright © 2012 Seiwa Shoten Publishers, Tokyo

訳者まえがき

　本書は，生物学的精神医学会世界連合（WFSBP）が2009年に改訂した，「The World Federation of Societies of Biological Psychiatry (WFSBP) Guidelines for the Biological Treatment of Bipolar Disorders：Update 2009 on the Treatment of Acute Mania」の日本語訳である。オリジナル（英文）は，The World Journal of Biological Psychiatry 誌の第10巻（2009年）の p.85～116に掲載されているが，WFSBP のホームページ（http://www.wfsbp.org/）でも閲覧が可能である。

　双極性障害の治療は，①躁病急性期の治療，②双極性うつ病急性期の治療，③気分エピソードの予防（維持療法）の3つに大別される。これまで，プラセボ対照の大規模ランダム化比較試験（RCT）などのエビデンス・レベルの高い報告が少なかった双極性うつ病急性期の治療や維持療法と比べて，躁病急性期の治療に関しては，多くのエビデンス・レベルの高い報告が知られてきた。さらに近年になって，これまでの気分安定薬や定型抗精神病薬に関するエビデンスに加えて，非定型抗精神病薬に関するエビデンスも増加してきた。すなわち，躁病急性期は，上記①～③のなかでは，最もエビデンスに基づく医療（EBM）が実践しやすい病相であるといえよう。

　タイトルにもあるように，本書は躁病急性期の治療のためのガイドラインである。むろん，治療ガイドラインは万能ではない。実際の臨床現場でみられるすべての躁病急性期の患者に，治療ガイドラインの内容をそのまま適用できるものではない。本文中にも書かれているように，エビデンスのほとんどない，重症の患者，軽躁病の患者，併存疾患をもつ患者，自殺傾向がある患者，身体疾患のある患者に対する治療には，対応ができないかもしれない。治療ガイドラインはいわゆる「基本的な」多幸性で中等症の躁病にしか対応できず，実際の臨床で多くみられる，重症，軽症，不機嫌性，精神病性などの「クセのある」躁病には通用しない（＝だから不要である）という意見は，よく聞かれるものである。

　しかし，「基本的な」躁病すら治せない医師が，「クセのある」躁病を治療できるはずがない。野球にたとえれば，多幸性で中等症の躁病は，いわば「打ちごろのスピードで，ど真ん中のストレート」である。「打ちごろのスピードで，ど真ん中のストレート」を打てない者が，剛速球（重症）やクセ球（不機嫌性，精神病性など）をコンスタントに打てるはずがない。やはり，基本をおさえておくことは大切である。「治療ガイドライン」には，基本をおさえるために最も効率の良い方法が書いてある。

そもそも「ガイドライン」という言葉は「指針」といった意味であることを考えれば，治療ガイドラインに多くを期待しすぎるべきではない。躁病治療の基本をおさえ，日常臨床で応用するさいの指針・参考になればよいのである。訳者として，さらには本ガイドラインを作成したWFSBP特別委員会のメンバーの1人として，読者諸氏が躁病急性期の患者を治療するさいに，本ガイドラインが少しでもお役に立てれば幸甚である。

　本ガイドラインを翻訳する機会を与えていただきました星和書店と，編集の労をお取りいただいた岡部浩さんに深謝いたします。

平成24年1月

訳者記す

要旨

このガイドラインは，2003年に公表された初版をもとにして，2008年末までに得られた科学的エビデンスを加えて新たに編集し直し，最新版として改訂したものである。その目的は，成人の急性躁病治療に関するすべての科学的エビデンスについて，体系だった概説を提供することにある。本ガイドラインに用いられたデータは，MEDLINE および EMBASE の検索，臨床試験データベースの *clinicaltrials.gov*，主だった学会の最近の会議録，そして種々の国内・国際治療ガイドラインから入手した。データの科学的厳密性は，6段階（A～F）に分類されている。本ガイドラインは臨床で用いることを前提にしているため，最終的な推奨グレードを科学的エビデンスにそれぞれ割り当てることで，実用性を確保した。

キーワード：双極性障害，躁病，うつ病，急性期治療，エビデンスに基づいたガイドライン，薬物療法，抗精神病薬，気分安定薬，ECT

略語

ADHD	注意欠如・多動性障害
CBT	認知行動療法
CE	エビデンスのカテゴリー
DSM	精神疾患の診断・統計マニュアル
ECT	電気けいれん療法
EPS	錐体外路症状
HDL	高比重リポタンパク質
ICD	国際疾病分類
LDL	低比重リポタンパク質
MAS	Bech-Rafaelsen 躁病尺度
MRS	躁病評価尺度（Schedule for Affective Disorders and Schizophrenia-Change Bipolar Scale（SADS-CB）からの部分的項目抽出）
rTMS	反復経頭蓋磁気刺激
RCT	ランダム化比較試験
RG	推奨グレード
WFSBP	生物学的精神医学会世界連合
YMRS	ヤング躁病評価尺度

著者

- *Institute of Neuroscience, Newcastle University, Newcastle upon Tyne, UK*
  Heinz Grunze
- *Department of Psychiatry, Ludwig-Maximilians-University, Munich, Germany*
  Heinz Grunze, Hans-Jürgen Möller
- *Bipolar Disorders Programme, Institute of Neuroscience, Hospital Clinic, University of Barcelona, IDIBAPS, CIBERSAM, Barcelona, Catalonia, Spain*
  Eduard Vieta
- *Department of Psychiatry, Warneford Hospital, University of Oxford, Oxford, UK*
  Guy M. Goodwin
- *Department of Psychiatry, University of Texas Health Science Center, San Antonio, TX, USA*
  Charles Bowden
- *Mood Disorders Research Unit, Aarhus University Hospital, Risskov, Denmark*
  Rasmus W. Licht
- *Department of Psychiatry and Psychotherapy, Medical University of Vienna, Vienna, Austria*
  Siegfried Kasper
- *WFSBP Task Force on Treatment Guidelines for Bipolar Disorders*
  議長：Siegfried Kasper（Austria）
  副議長：Guy Goodwin（United Kingdom）, Charles Bowden（USA）
  書記：Heinz Grunze（United Kingdom）
  WFSBP元代表：Hans-Jürgen Möller（Germany）, Eduard Vieta（Spain）
  メンバー：Hagop Akiskal（USA）, José Luis Ayuso-Gutierrez（Spain）, Michael Bauer（Germany）, Per Bech（Denmark）, Michael Berk（Australia）, Istvan Bitter（Hungary）, Graham Burrows（Australia）, Joseph Calabrese（USA）, Giovanni Cassano（Italy）, Marcelo Cetkovich-Bakmas（Argentina）, John C. Cookson（United Kingdom）, I. Nicol Ferrier（United Kingdom）, Wagner F. Gattaz（Brazil）, Frederik K. Goodwin（USA）, Gerhard Heinze（Mexico）, 樋口 輝彦（日本）, Robert M. Hirschfeld（USA）, Cyril Hoeschl（Czech Republik）, Edith Holsboer-

Trachsler（Switzerland）, Kay Redfield Jamison（USA）, Cornelius Katona（UK）, Martin Keller（USA）, E. Kostukova（Russia）, Hever Kruger（Peru）, Parmanand Kulhara（India）, Yves Lecruibier（France）, Veronica Larach（Chile）, Rasmus W. Licht（Denmark）, Odd Lingjaerde（Norway）, Henrik Lublin（Denmark）, Mario Maj（Italy）, Julien Mendlewicz（Belgium）, Roberto Miranda Camacho（Mexico）, Philip Mitchell（Australia）, S. Mosolov（Russia）, Stuart Montgomery（United Kingdom）, Charles Nemeroff（USA）, Willem Nolen（The Netherlands）, Eugene S. Paykel（United Kingdom）, Robert M. Post（USA）, Stanislaw Puzynski（Poland）, Zoltan Rihmer（Hungary）, Janusz K. Rybakowski（Poland）, Per Vestergaard（Denmark）, Peter C. Whybrow（USA）, 山田 和男（日本）

コレスポンデンス

Prof. Dr. Heinz Grunze, Institute of Neuroscience, Department of Psychiatry, RVI, Newcastle University, Newcastle upon Tyne NE1 4LP, UK. Tel: _44 191 282 5765. Fax: _44 191 222 6162. E-mail: Heinz.Grunze@ncl.ac.uk

目　次

要旨，略語　　iii
著者　　iv

緒言および開示説明 ………………………………………… 1
はじめに ……………………………………………………… 1
双極 I 型障害における診断の問題 ………………………… 2
方　　法 ……………………………………………………… 5
リチウムと抗てんかん薬 …………………………………… 12
　　リチウム　　13
　　カルバマゼピン　　15
　　バルプロ酸　　17
潜在的抗躁作用をもつ他の抗てんかん薬 ………………… 18
非定型抗精神病薬 …………………………………………… 20
　　アリピプラゾール　　20
　　オランザピン　　21
　　クエチアピン　　24
　　リスペリドン　　26
　　Ziprasidone　　28
その他の非定型抗精神病薬 ………………………………… 29
定型抗精神病薬 ……………………………………………… 31
　　ハロペリドール　　31
　　クロルプロマジン　　33
ベンゾジアゼピン …………………………………………… 33
　　クロナゼパム　　34
　　ロラゼパム　　34

治験薬剤 …………………………………………………… 35
　　タモキシフェン　35
　　カルシウム拮抗薬　35

理学療法 …………………………………………………… 35
用量および治療期間 ……………………………………… 36
無反応例への取り組み …………………………………… 37
単剤療法か？　併用療法か？ …………………………… 41
抗躁薬どうしの比較結果 ………………………………… 43
躁病のサブタイプ別になされる，治療への特別な配慮 …… 44
　　不機嫌躁病および混合状態　44
　　精神病性躁病　45
　　躁病の重症度　46
　　軽躁病　47

将来への展望 ……………………………………………… 48
結　　論 …………………………………………………… 49

主著者らの財務情報開示　50
文　献　51

緒言および開示説明

この『双極性躁病急性期の生物学的——主に薬理学的——治療のためのガイドライン』は，シリーズの他のガイドラインと同様に，生物学的精神医学会世界連合（WFSBP）の国際的な特別委員会によって作成された。ガイドラインの作成にあたっては，いかなる営利団体からの財政的支援も受けていない。

このガイドラインを中心となって作成したのは精神科医および心理療法士で，実際に臨床診療に携わる者たちである。さらに，協力者の中には，主として研究あるいは他の学問的取り組みに携わっている者もいる。これらの臨床や研究の活動を通じて，協力者が本ガイドラインで検討される薬剤に関連して収益を得た可能性が考えられる。利益相反によって薬剤の推奨を促すようなバイアスを最小限にするために，いくつもの仕組みが設けられている。

本ガイドラインで推奨する薬剤は，必ずしもすべての国で入手が可能なわけではなく，また承認用量も国によって異なる可能性がある。

はじめに

双極性障害は，ときに過剰診断されることがある（Zimmermanら，2008）ものの，むしろ誤診されたり過小診断されたりすることが非常に多い（Kasperら，2002；Angst，2006）。とくに，認識されなかったり，または誤診されたりした結果，効果的ではない治療を受けている場合には，双極性障害は深刻な疾患となり（Simpsonと Jamison，1999；Morselliら，2004；Mainaら，2007），患者に重大な社会経済的負担が生じることとなる（Woods，2000；Angst，2004；van Hakkaartら，2004；Rungeと Grunze，2004）。初期症状から双極性障害を診断するのは容易でないことがあり，うつ病エピソードと診断された患者のうち，少なくとも20％，状況によっては50％までもが，長期的には双極性障害であったことが判明しうる（Goldbergら，2001；Angst，2006）。とはいうものの，この障害が，本ガイドラインの焦点である躁病急性期として現れる場合には，統合失調症や重症のADHDなどといった他疾患との鑑別がときに難しいこともあり得るが，一般には診断がより容易になる。

単極性うつ病や，より幅広い定義の双極スペクトラムとは対照的に，『精神疾患の診

断・統計マニュアル第4版』〔DSM-Ⅳ (American Psychiatric Association, 1994)〕TR に定義された（主に躁病によって特徴づけられる）双極Ⅰ型障害は，世界的にみて生涯発症率が0.5～1.6％の間の比較的狭い範囲にあるようにみえる（Weissmanら，1996）。双極スペクトラム障害（双極Ⅰ型，Ⅱ型，または特定不能）の生涯有病率は，サンプル次第で数値に若干ぶれが生じるかもしれない（Merikangasら，2007）が，約5.5％と報告されている（Angst, 1995；Regeerら，2004）。これらの比較的均質な疫学的数値は，基礎となっている遺伝学的病因のエビデンスの増加（HaydenとNurnberger, 2006）と相まって，どの文化においても，生物学的——主に精神薬理学的——治療が最適化されるときに治療に見合った利益がもたらされる可能性を支持している。なお，それは民族的また文化的多様性を無視するものではない。

この前提にもかかわらず，世界各国には双極Ⅰ型障害に関する多くの治療ガイドラインや治療戦略があり，それぞれが異なった種類の治療に異なった焦点をおいている（Fountoulakisら，2005）。このばらつきは，生物学的多様性による部分も多少はあるかもしれないが，大部分は治療における異なった伝統や，特定の薬剤に対する異なる考え方によるものであり，さらに，それぞれのアプローチが基盤としているエビデンスが，限定的であったり，あるいは多様に解釈されたりすることによるものである。

双極スペクトラムに関していえば，公表された治療ガイドラインは，さらにそれぞれに異なっている。なぜなら，疾病分類学上の問題でとくに単極性うつ病との線引きが完全には解決されていないためである（Benazzi, 2007；Goodwinら，2008）。こうした診断上の不確実性と，双極スペクトラム治療における比較試験の結果のエビデンスが欠如していることから，本ガイドラインを含めて，現在あるガイドラインのすべてが，双極Ⅰ型障害に関するものに集中している。エビデンスが得られれば，より新しいガイドラインは双極Ⅱ型障害治療の推奨をも含むことになるであろう。

これらの制約があるにもかかわらず，ガイドラインは，臨床医からかなり歓迎されているようである。Perlisによる最近の調査（Perlis, 2007）によれば，回答者の64％が，治療上の決定をするさいにはガイドラインを習慣的に用いていると答えている。

双極Ⅰ型障害における診断の問題

DSM-Ⅳでは，双極Ⅰ型障害の特性を，少なくとも1回の躁病または混合性のエピソードが存在すること，としている。しかし，臨床では頻繁に用いられるが研究目

的ではそれほど用いられていない『国際疾病分類の第10版』(ICD-10, World Health Organization, 1992)は，双極Ⅰ型およびⅡ型障害を区別せず双極性感情障害（F31）として分類し，少なくとも2回のエピソード（軽躁病，躁病，混合性，あるいはうつ病）が存在することを診断基準としている。ICD-10では，単回の躁病エピソードのみの発症は，別の分類（F30）に定義される。1994年以降に実施された比較臨床試験のほぼすべてが，躁病の対象被験者の組み入れおよび除外の基準としてDSM-Ⅳを全面的に用いており，結果として，エビデンスに基づくガイドラインは，本ガイドラインを含めて，DSM-Ⅳの診断基準に基づいているといえる。とはいうものの，DSM-ⅣとICD-10の躁病の定義は非常に似ている（Lichtら，2001）ため，少なくとも純粋な躁病あるいは精神病性躁病の治療については，ICD-10を用いて躁病のガイドラインを臨床に適用することが可能である。ただし，ICD-10を用いるさいには，「混合性」の概念がICD-10ではDSM-Ⅳよりもおおまかに定義されていることを認識しておくべきである。DSM-Ⅳでは，混合性とは躁病エピソードの診断基準とうつ病エピソードの診断基準（期間の基準を除く）を同時に満たすもの，とされている。混合性躁病（または不機嫌躁病）の概念は明確に定義されていないが，治験を施行するさいには，しばしば，抑うつの特徴をいくらかもつものの，大うつ病エピソードの基準を満たすほどまで十分に著明ではないか，不十分な期間しか持続しない躁病，とされている。

　表1および表2は，DSM-Ⅳの躁病エピソードおよび混合性エピソードの診断基準を要約したものであるが，躁病の複雑さを適切にとらえているとはいえない。躁状態は一様ではなく，また臨床的差違が必ずしも明確であるとは限らない。したがって，躁病エピソード急性期には，障害を定義している症状を越えて，幅広い症状が発現する可能性がある（表3）。躁病エピソードまたは混合状態は，別なレベルでは躁状態と混合状態とにそれぞれ区別されているにもかかわらず，精神病症状が付加的に発現する場合にはサブタイプレベルのものとみなされて，精神病性躁病または精神病性混合状態として特徴づけられる。二次性の誇大妄想――「精神病（psychosis）」の最も一般的な臨床症状――は，むしろ重症度の1つのあらわれにより近いとみられるため，それが質的差違に値するかどうかははっきりしていない。一級症状が躁病でも発現し，統合失調症との差違に混乱をもたらす可能性があることは重要な点である。気分と一致した精神病症状および気分と一致しない精神病症状の区分けは，治療よりもむしろ予後との関連性が強いように思われる。

　最後に，特別委員会では，DSM-ⅣやICD-10を越えてさらに多くの躁病症状が存在していることを認識し，それらは臨床的に重要であり，さらにガイドラインにおいてより重視すべきであると感じている点を記しておく。例えば，せん妄を伴う躁病，少単一

表1　DSM-Ⅳによる躁病急性期の診断基準
　　　躁病エピソードの基準（DSM-Ⅳ, p.332）

■ A. 気分が異常かつ持続的に高揚し，開放的または易怒的な，いつもとは異なった期間が，少なくとも1週間持続する（入院治療が必要な場合はいかなる期間でもよい）。

■ B. 気分の障害の期間中，以下の症状のうち3つ（またはそれ以上）が持続しており（気分が単に易怒的な場合は4つ），はっきりと認められる程度に存在している。
　(1)自尊心の肥大，または誇大
　(2)睡眠欲求の減少（例：3時間眠っただけでよく休めたと感じる）
　(3)普段よりも多弁であるか，喋り続けようとする心迫
　(4)観念奔逸，またはいくつもの考えが競い合っているという主観的な体験
　(5)注意散漫（すなわち，注意があまりにも容易に，重要でないかまたは関係のない外的刺激によって他に転じる）
　(6)目標志向性の活動（社会的，職場または学校内，性的のいずれか）の増加，または精神運動性の焦燥
　(7)まずい結果になる可能性が高い快楽的活動に熱中すること（例：制御のきかない買いあさり，性的無分別，またはばかげた商売への投資などに専念すること）

■ C. 症状は混合性エピソードの基準を満たさない。

■ D. 気分の障害は，職業的機能や日常の社会活動または他者との人間関係に著しい障害を起こすほど，または自己または他者を傷つけるのを防ぐため入院が必要であるほど重篤であるか，または精神病性の特徴が存在する。

■ E. 症状は，物質（例：乱用薬物，投薬，あるいは他の治療）の直接的な生理学的作用，または一般身体疾患（例：甲状腺機能亢進症）によるものではない。

（訳注：A～E各項のテキストは，『DSM-IV-TR　精神疾患の分類と診断の手引き』新訂版，医学書院，から引用）

症状性（oligo-monosymptomatic）の躁病，躁病急性期，そして老年期および小児期に特異的に出現する躁病症状などである。しかし，特異的治療の裏づけとなるべき対照群のあるエビデンスは多くの場合に欠如していて，躁病に関するすべてのサブタイプと症状を1つの包括的なガイドラインに含めることは，実質的に不可能である。

　近年のさまざまな抗躁薬の臨床試験の経験から，躁病の1つのサブタイプに有効な薬剤であっても，他のサブタイプに対しては必ずしも最適治療とはならないことが示唆

表2　DSM-Ⅳによる混合性エピソードの診断基準

A. 少なくとも1週間の間ほとんど毎日，躁病エピソードの基準と大うつ病エピソードの基準を（期間を除いて）ともに満たす。

B. 気分の障害は，職業的機能や日常の社会的活動，または他者との人間関係に著しい障害を起こすほど，あるいは自己または他者を傷つけるのを防ぐため入院が必要であるほど重篤であるか，または精神病性の特徴が存在する。

C. 症状は，物質の直接的な生理学的作用（例：乱用薬物，投薬，あるいは他の治療），または一般身体疾患（例：甲状腺機能亢進症）によるものではない。

（訳注：A～C各項のテキストは，『DSM-IV-TR　精神疾患の分類と診断の手引き』新訂版，医学書院，から引用）

されてきた。大規模ランダム化試験の二次解析（しばしば事後解析）は，純粋な（または古典的な）躁病と混合状態との比較を扱うのが通常であった。また，急速交代（rapid cycling）を伴うものと伴わないものとを区別してきた。これらの既存の情報を認めたうえで，本ガイドラインもまた，データの許す限り，純粋な躁病，不機嫌性躁病および混合状態，精神病性躁病，そして軽躁病を区別する。ただし，この改訂版ガイドラインでは，経過の特定用語としての急速交代については，2つの理由から，これ以上の特別な注意を払わない――1つには，急速交代がそれ自体では1つの明確なクラスとはみられないこと（Kupkaら，2005；Schneckら，2008），また2つ目の理由として，急速交代型の躁病患者が非急速交代型の躁病患者と比較して，急性期の躁病治療に対して短期間のうちに異なる反応を示した確実なエビデンスが現時点に至るまで見出せないこと（Vietaら，2004）である。エピソードの頻度に応じて特別に治療上の考慮をすることは，双極性うつ病の治療〔治療中に発生する気分の移行（TEAS）の回避〕，および維持治療の選択において，より重要である。

方　法

　本ガイドラインは，主に成人の躁病急性期の治療を扱うものではあるが，エビデンスが入手可能な範囲で，青年および高齢者のための治療選択肢についても触れる。ガイドラインは，主にランダム化臨床試験から得られたエビデンスをもとにしており，それゆえエビデンスに基づく医療（EBM）の原則に忠実に作成されているといえる。ガイド

表3 躁病エピソード急性期中に臨床的に観察される症状の頻度

症状	加重平均（%）
気分症状	
易刺激性	71
多幸感	63
抑うつ	46
気分不安定	49
発揚感	60
認知症状	
誇大	73
観念奔逸，いくつもの考えが競い合うこと	76
注意散漫，集中困難	75
錯乱	29
精神病性症状	
妄想（全般）	53
誇大妄想	31
迫害妄想／偏執妄想	29
消極性妄想	12
幻覚（全般）	23
幻聴	18
幻視	12
幻嗅	15
精神病性症状の存在または既往	61
思考障害	19
シュナイダーの一級症状	18
躁病期間中の活動と行動	
多動性	90
睡眠減少	83
暴力的，攻撃的行動	47
会話心迫	88
極度の饒舌	89
裸でいること，性的露出	29
性行動過剰	51
浪費	32

症状	加重平均（%）
狂信	39
頭部装飾	34
退行（著明な）	28
カタトニー	24
便失禁（塗りつけ）	13

（Goodwin と Jamison，2007 から引用改変）

ラインに用いられたデータは，MEDLINE および EMBASE の検索，Science Citation Index at Web of Science（ISI）（2008年末までのすべて），主要な学会の最近の会議録，そして多くの国内・国際治療ガイドラインから入手した。また，教科書からも，いくらかの試験データが手入力で検索されて追加された。さらに，www.clinicaltrials.gov にアクセスし，未発表の研究について調査した。

　効果と推奨のカテゴリー分けはエビデンスから引き出されたもので，可能な限り，特定の方法論上の要件を満たした試験に基づいている。なお，方法論上の要件には，標準的診断基準，適切なサンプルサイズ，対照群の設定，治療のランダム化，二重盲検の条件，妥当で感受性の高い精神症状測定評価尺度と適切な統計学的検定，医薬品の臨床試験に関する実施基準（GCP）の履行，および適正に構成された倫理委員会による承認が含まれる。残念なことに，現段階ではまだポスターでしか発表されていない最近のいくつかの重要な臨床試験の抄録には，こうした情報のすべてを提供していないものもあった。そうした場合には，これらの研究のスポンサー企業に追加的な情報を求めた。ランダム化二重盲検試験のデータが入手できない場合には，非盲検試験や症例報告などの他の情報源も収集した。

　メタ解析の結果は，ごく限られた範囲にしか用いられなかった。一般にメタ解析は，主として薬剤グループのためのものであって，個々の薬剤や治療介入のためのものではない。そのうえ，メタ解析にはいくつもの方法論上の欠点があり，導かれる結論がもとの試験よりも信頼性の低いものとなる可能性がある（Anderson，2000；Bandelow ら，2008）。躁病急性期については，厳格な基準を満たした試験だけを組み入れた方法論的に健全なメタ解析がいくつか存在する（例えば Scherk ら，2007；Smith ら，2007b）。個別試験の組み入れの厳密さをこのレベルにすることで，薬剤対プラセボ，または個別の薬剤対リチウム（最も頻繁に対照実薬として用いられる）に関する効果および忍容性についての有用で比較可能な分析とエフェクトサイズ比較が可能となる。メタ解析でさえ

も，検定力過剰となるリスクがある。すなわち，プラセボとの間に，統計学的には有意であっても臨床的には有意でない差を示すことである。とはいうものの，検定力の増加は，サブグループに関する重要な二次的臨床的疑問の解明にとって有用となる可能性がある。

追加的な情報源として，本ガイドラインの初版（Grunzeら，2003a）以降に公表された他のガイドラインも考慮された（Zarinら，2002；Lichtら，2003；Royal Australian and New Zealand College of Psychiatrists Clinical Practice Guidelines Team for Bipolar Disorder，2004；National Collaborating Centre for Mental Health，2006；Yathamら，2006；Jonら，2008；Nolenら，2008）。

この改訂版は，先に公表されているWFSBP双極性躁病ガイドライン（Grunzeら，2003a）とは対照的に，逆に双極性うつ病ガイドライン（Grunzeら，2002）および維持治療ガイドライン（Grunzeら，2004）と一致するかたちで，躁病のサブタイプよりもむしろ治療薬のグループを中心に構成され，サブタイプの治療に関してはガイドラインの末尾に要約されている。

均一性を保ち，そして，この特別委員会の意見によるところのエビデンスの適切な順位づけを確保するために，エビデンスに基づく厳密性と推奨レベルには，WFSBPが最近公表した不安障害，強迫性障害，および心的外傷後ストレス障害の薬物治療ガイドライン（Bandelowら，2008）（表4）と同じ分類体系を用いることとした。WFSBPの不安ガイドラインには，さまざまなレベルのエビデンスの選択，およびそこから導き出された推奨について，それらの論理的根拠が詳細に説明されている。要約すると，十分な信頼性をもって推奨されるためには，薬剤の効果を二重盲検プラセボ対照試験によって示さなければならない（エビデンスのカテゴリー（CE）AまたはB，推奨グレード（RG）1〜3）。ポジティブな結果を示す試験の数およびネガティブなエビデンスの欠如または存在に応じて，効果についてのCEがそれぞれ付与される。また，「エビデンスの欠如（すなわち有効または無効を実証した試験の欠如）」と「ネガティブなエビデンス（すなわち比較試験の過半数がプラセボに対する非優越性あるいは対照実薬に対する劣性を示した）」とは，区別されている。エビデンスを欠いた薬剤の場合には，標準的治療に非反応の患者に対してそれを試験的に用いることはまだ合理的に可能だが，ネガティブなエビデンスを示した薬剤にこのような試用を行ってはならない。次に，効果についてのCE，および安全性，忍容性，相互作用の潜在性などといった追加的な側面（本文中ではこれらを有効性の見出しの下に要約して記載した）を考慮して，推奨を導き出した。RGはステップとみなすことができる。すなわち，ステップ1がRG1治療薬の処方に相当する。この処方が無効であった場合には，RG 2，3，4，そして5

表4 エビデンスのカテゴリー（CE）および推奨グレード（RG）

エビデンスの カテゴリー	説明
■A	**比較試験による完全なエビデンスは以下に基づく：** 2つまたはそれ以上の二重盲検，並行群間，ランダム化比較試験（RCT）において，プラセボに対する優越性（または精神療法に関する試験の場合には，十分な盲検による「心理的プラセボ」に対する優越性）を示す。 　かつ 1つまたはそれ以上のポジティブな結果を示すRCTにおいて，プラセボを含む3つの治療群をもつ試験または十分な検定力をもつ非劣性試験（そのような標準的治療が存在する場合にのみ必要）で，確立された比較薬治療に対して優越性または同等の効果を示す。 ネガティブな結果を示す試験（プラセボに対する非優越性または比較薬治療に対する劣性を示す試験）が存在する場合には，少なくともさらに2つのよりポジティブな試験，またはプラセボに対する優越性および確立された比較薬治療に対する非劣性を示したすべての入手可能な試験のメタ解析が，これらのネガティブな試験を上回らなければならない。 試験は，確立された方法論的標準を満たしていなければならない。決定は，効果の主要評価項目に基づく。
■B	**比較試験による限られたポジティブなエビデンスは以下に基づく：** 1つまたはそれ以上のRCTで，プラセボに対する優越性（または精神療法に関する試験の場合には「心理的プラセボ」に対する優越性）を示す。 　または ランダム化対照比較が標準的治療を用いて行われているが，非劣性臨床試験として十分なサンプルサイズをもつプラセボ対照がない。 　かつ ネガティブな結果を示す試験（プラセボに対する非優越性または比較薬治療に対する劣性を示した試験）が存在する場合には，少なくともあと1つのポジティブな試験，またはプラセボに対する優越性を示したすべての入手可能な試験のメタ解析，または確立された比較薬治療に対し非劣性を示すもので少なくともあと1つのランダム化対照比較が，これらのネガティブな試験を上回らなければならない。

エビデンスの カテゴリー	説明
■ C	対照群を設定しない試験からのエビデンス,または症例報告／専門家の意見
● C1	対照群を設定しない試験は以下に基づく： 1つまたはそれ以上のポジティブな結果を示す非盲検経過観察試験（最低5例の評価可能な患者を対象とする） 　または 参照薬を伴う比較が行われているが,サンプルサイズが非劣性臨床試験には不十分 　かつ ネガティブな結果を示す比較試験が存在していないこと。
● C2	症例報告は以下に基づく： 1つまたはそれ以上のポジティブな結果を示す症例報告 　かつ ネガティブな結果を示す比較試験が存在しないこと。
● C3	その分野または臨床経験における専門家の意見に基づく。
■ D	矛盾する結果 ポジティブなRCTを,ほぼ同数のネガティブな試験が上回ること。
■ E	ネガティブなエビデンス RCTまたは探索的試験の大多数がプラセボに対する非優越性（または精神療法に関する試験の場合には「心理的プラセボ」に対する非優越性）を示すか,あるいは対照薬治療に対して劣性を示す。
■ F	エビデンスの欠如 有効または無効かを示すのに十分な試験が欠如している。
推奨グレード（RG）	以下に基づく：
1	カテゴリーがAのエビデンス,かつ,優れたリスク便益比
2	カテゴリーがAのエビデンス,かつ,中程度のリスク便益比
3	カテゴリーがBのエビデンス
4	カテゴリーがCのエビデンス
5	カテゴリーがDのエビデンス

へと治療を移行していく前に,まずRG1に含まれる他のすべての選択肢を広く試さなければならない。場合によっては,例えば,RG1のオプションを2つ組み合わせるのに代わって,RG1を1つとRG2を1つのオプションの組み合わせを優先的に試すことも可能である。治療の費用については,さまざまな健康保険システムごとに大きく変

動するため，直接的なものも間接的なものも考慮しなかった。さらに，本ガイドラインで推奨された薬剤の中には，各国で躁病の治療薬としての承認が得られていない（あるいは，今のところまだ得られていない）ものもあるかもしれない。各国の規制当局による承認はさまざまな要因に依存するもので，それにはスポンサーの商業的関心（あるいは関心の欠如）も含まれるため，本ガイドラインは入手可能なエビデンスのみに基づいた。

　大規模プラセボ対照試験には，あらかじめ定義された閾値を超えた多様な重症度の躁病の対象患者が含まれている〔単剤療法試験では，通常 YMRS（Young ら，1978）得点 ≧20 または SADS-C 抽出の躁病評価尺度（MRS）（Endicott と Spitzer, 1978）得点≧14。補助療法のプラセボ対照試験でも，例えば YMRS 得点≧16 など，より低い組み入れ得点が用いられてきた〕。YMRS 評価によるベースラインの平均得点は，大部分が 28 ～ 38 点の間（中等症から重症の躁病）であるが，大きな標準偏差を伴っている。詳細な副次解析が行われない限り，その結果から，非常に重症の躁病への効果または反対に軽症の躁病への効果について何らかの結論を導くことはできない。したがって，効果のエビデンスをグレード付けするにあたっては，多少人為的とはなるが，すべての場合に「中等症」の躁病──すべて単一の平均得点を代表しているが，均質な集団のものではない──を参照することとする。もし，患者集団の副次解析または特異的試験のいずれかで，重症の躁病または精神病性躁病に特異的なポジティブまたはネガティブなエビデンスが存在した場合には，その情報も提供した。また，躁病急性期の RCT の試験期間は，大部分が 3 週間である。12 週までの二重盲検の延長期間がプロトコールに追加されたのは，ごく最近になってからである。そのため，効果について評価するための中核的な基準として，作用の維持という臨床的に重要な問題を考慮できなかった。

　特別委員会は，本ガイドラインが本質的にもつ，いくつかの限界を認識している。ネガティブなエビデンスを考慮に入れる場合，私たちは，研究者らの文献，彼らの発表，またはそういった情報を提供しようとする研究スポンサーの積極的意志に頼ることとなる。したがって，その情報は必ずしも完全ではない可能性があり，こうした情報へのアクセスが制限された薬剤の効果のエビデンスに好意的なバイアスがかかる可能性がある。とはいえ，www.clinicaltrials.gov のデータベースを調査することによって，この潜在的なバイアスを可能な限り最小化した。

　もう 1 つの方法論上の限界は，ガイドラインのもととなる各々の試験のほとんどに，スポンサー・バイアス（Lexchin ら，2003；Perlis ら，2005；Heres ら，2006；Lexchin と Light, 2006）が内在している点である。さらに，推奨度はすべて，客観性の維持に最善を尽くそうとする専門家たちによって考え出されるものではあるが，それでも，特

定の選択に対して賛成か反対かがあらかじめ決まっている個人的な意見や態度に，依然として影響を受けるものである。そのため，いかなるエビデンスの検討およびガイドラインも，それ自体として絶対的に偏りのない完結したエビデンスであることは不可能で，むしろ，もととなる文献の参照へと読者を導き，読者自身の知識基盤を強化するものとなるべきである。

　最後になるが，あらゆるガイドラインの主要な限界は，エビデンスの限界によって決まるといえる。臨床的な問いの中でも最も重要なものの1つは，第1ステップの治療が効を奏しなかった場合にどうすべきかということであり，そのような状況は症例の50％にも生じるとされる。しかし，この問いに対して，エビデンスに基づく方法では十分に答えることができない。そのため，現在の知見レベルで私たちが提供できるのは，示唆的なガイドラインのみで，厳密なアルゴリズムではない。

　本ガイドラインの原稿が特別委員会の事務局長と会長によって準備された段階で，原稿を WFSBP Task Force on Treatment Guidelines for Bipolar Disorders を構成する53名のメンバーのもとへ送付し，それぞれの国の具体的な治療特性に基づいた批判的評価と追加意見を求めた。その後，それぞれの尊重すべき助言（recommendations）に基づいて修正された第2稿を，最終承認のために配布した。

　本ガイドラインは，製薬会社からのいかなる財政支援も受けずに作成されたものである。特別委員会のメンバーとなる専門家の選定にさいしては，彼らの専門知識に準じ，また，できるだけ広い範囲の異なった文化に対応できることをねらいとした。

● リチウムと抗てんかん薬

　従来より，リチウム，ならびに主にバルプロ酸やカルバマゼピンなどのいくつかの抗てんかん薬は，いわゆる「気分安定薬」の用語のもとに1つに括られてきた。そうする目的は，それらの薬剤がもつ，より幅広い急性でかつ予防的な作用を，例えばクロルプロマジンやハロペリドールなどといった定型抗精神病薬の概念的に限定された急性の抗躁作用と区別するためである。また，この用語は，躁病とうつ病の両方が潜在的に改善され得ることを暗に意味してきた。しかし，急性期や長期における効果を示したり，抗うつ効果をも示したりするいくつかの非定型抗精神病薬が登場してからは，これらの新しい薬剤も「気分安定薬」として特徴づけられる可能性が生じるようになった。結果として，私たちは，「気分安定薬」という用語をリチウムと抗てんかん薬に対して使う

ことは避けることとした。この用語が，こうした従来からの薬剤と非定型抗精神病薬との間の人為的区別を含意する可能性があるためである。しかし，臨床的伝統，両者が潜在的に共有する細胞内の作用機序，そして維持治療の第一選択として高順位を保ち続けている点などを考慮すれば，リチウムと抗てんかん薬のエビデンスを1つの見出しのもとに要約することは依然として適切である。

リチウム

効果

　現時点までに，リチウムの躁病急性期への効果を評価した試験で公表または発表されたものは，全部で29ある。したがって，リチウムの蓄積された試験数は明らかに最大である。Schouが1954年に行った最初の評価（Schouら，1954）を皮切りに，初期の4試験ではリチウムをプラセボと比較評価している。しかし，リチウムとバルプロ酸をプラセボと比較した3治療群比較試験（Bowdenら，1994）をはじめとするより最近の試験のみが，薬剤の承認試験としては現在の方法論上の基準を満たすと考えられる。後者の試験では，リチウムとバルプロ酸はともにプラセボよりも有意に有効であった。それに続いて，リチウムは他の第Ⅲ相承認試験でも対照薬として用いられ，その効果の評価が可能となった。リチウムは，クエチアピンを被験薬とする1つの試験（Bowdenら，2005），トピラマートを被験薬とする2つの試験（Kushnerら，2006），アリピプラゾールを被験薬とする1つの試験（Keckら，2007）などで，プラセボに対する優越性を示した。ラモトリギンを被験薬とする2つの試験（GlaxoSmithKline study SCA，2008とSCA，2009，未公表）では，リチウムはプラセボに対して数値的な差を示したが，有意なものとはいえなかった。とはいうものの，そのうちの1つの試験にはこうした差を示す検定力がなく（SCA，2008），もう1つの試験ではMRS-11の主要評価項目のLOCF法による分析で，リチウムは有意差（P=0.05）にわずかに足りなかった（EndicottとSpitzer，1978）という結果である。

　方法論的な複雑さがより少ない，プラセボ対照群をもたない比較試験では，リチウムの抗躁効果がさまざまな抗精神病薬に対して比較検証されている〔クロルプロマジンおよび／あるいはハロペリドールとの比較試験の合計が11（Grunze，2003），zuclopenthixolとの比較試験が1つ（Gouliaevら，1996），オランザピンとの比較試験が2つ（Berkら，1999；Niufanら，2008），リスペリドンとの比較試験が1つ（Segalら，1998），ベラパミルとの比較試験が1つ（Waltonら，1996），クロナゼパムとの比較試験が1つ（Clarkら，1997），ラモトリギンとの比較試験が1つ（Ichimら，2000），そしてカルバマゼピンとの比較試験が5つ（Placidiら，1986；Lererら，1987；Lusznat

ら，1988；Okuma ら，1990；Small ら，1991）］。ランダム化試験でリチウムに与えられた反応率の範囲は，32％（Small ら，1991）から94％（Freeman ら，1992）にわたる（治療期間と反応の基準が試験ごとに異なることによる）。これは，これらの試験における躁病の異なる重症度をも反映している可能性がある。例えば，Prien ら（1972）の試験では，かなりの激越状態にある患者のサブグループを対象として，リチウムはクロルプロマジンほど優れた効果を示さなかった。躁病急性期におけるリチウムのランダム化比較試験のうちの6つ（うち4つは公表済：Bowden ら，1994，2005；Kushner ら，2006）および未公表データ抜粋2つ（SCA 2008，SCA 2009）を対象とした最近のメタ解析によれば，全体として標準化されたエフェクトサイズは0.40〔95％信頼区間（CI）：0.28，0.53〕，そして反応の全体的 NNT（治療効果発現必要症例数）は6（95％ CI：4，13）であることが示された（Storosum ら，2007）。

　精神病性躁病におけるリチウムの効果については，初期の比較試験は，精神病症状の存在よりも重症度のほうがリチウムへのより低い反応（定型抗精神病薬と比較して）と関連性があることを示した（Licht，2006）。リチウムを対照薬に，クエチアピンとプラセボを比較した試験（Bowden ら，2005）では，クエチアピンおよびリチウムは（プラセボに対する優越性とともに）PANSS 陽性症状サブスケール得点の改善において等しく優れた効果を示したことが報告されている。また，Bowden らによるバルプロ酸－リチウム－プラセボ試験（Bowden ら，1994）のデータの事後解析では，精神病性患者のサブグループでのリチウムとバルプロ酸への類似の反応が示された（Swann ら，2002）。

　最近の比較試験によれば，プロトコールで定義されたリチウムの目標血中濃度は，通常0.6～1.3mmol/l（mEq/l）の範囲とされてきた。実地臨床では，青年と若年成人はこの範囲の上限を必要とし，かつ忍容する可能性がある一方で，高齢患者はこの範囲の下限の投与量しか忍容できない可能性がある。

　リチウムは，炭酸リチウム，lithium citrate，lithium sulfate などといったさまざまな塩製剤として入手可能である（訳注：わが国で利用可能な製剤は炭酸リチウムのみである）。これらの塩の間で効果が異なることを示すエビデンスはない。しかし，炭酸リチウムと lithium citrate は徐放製剤としても入手可能であり，忍容性の面では有利となるかもしれない。

有効性

　躁病急性期におけるリチウムの有用性は，毒性を避けるための定期的な血中濃度検査の必要性，また副作用プロフィールおよび禁忌によって，制限される可能性がある。こ

うした弱点への対処については，教科書（GoodwinとJamison，2007）や概説（McIntyreら，2001）で詳しく検討されている．被験薬と比較したさいのリチウムのより緩徐な作用発現は，いくつかの比較試験（例えばKeckら，2007）で観察されているが，そうでない試験もある（例えばBowdenら，1994，2005）．

> 推奨

入手可能な試験に基づいて，リチウムの抗躁効果の**CE**は「**A**」[1]に分類される．効果は，不機嫌性または抑うつ性の特徴を合併した躁病よりも，純粋な（多幸性）躁病でより著明となる可能性がある（Swannら，1997）．しかし，作用の発現がより緩徐である可能性に，鎮静特性のレベルが低いことが相まって，治療開始にあたっては鎮静薬の併用がしばしば必要となる．さらに，安全域が比較的小さいため，定期的な血中濃度モニタリングが必須である．特定の身体疾患がある状況では，絶対に禁忌ではないものの，リチウムはほとんど適さないこともある．そのため，例えば腎疾患あるいは甲状腺機能異常などの疾患をもつ症例は，治療開始前に除外しなければならない．そのような場合には，定期的な医学的検査が必須である．この実用性の低さのために，リチウムの急性期のみの使用は**RG**「**2**」[2]となるであろう．急性期治療の開始の時点で維持治療の考慮が追加的に必要な場合には，すでにこの初期段階から，リチウムの単独投与あるいは他剤との併用が第一選択（**RG**「**1**」）となる可能性がある．

カルバマゼピン

> 効果

カルバマゼピンの躁病急性期治療への効果は，Okumaら（1973）の試験をはじめとして，Okumaのグループおよび他の研究者ら（例えばBallengerとPost，1980；MüllerとStoll，1984；Emrichら，1985；Postら，1987）によるいくつかの小規模試験によって

---

1 A：比較試験による完全なエビデンスは以下に基づく．2つまたはそれ以上の二重盲検，並行群間，ランダム化比較試験（RCT）において，プラセボに対する優越性（または精神療法に関する試験の場合には十分な盲検による「心理的プラセボ」に対する優越性）を示す，かつ，1つまたはそれ以上のポジティブな結果を示すRCTにおいて，プラセボを含む3つの治療群をもつ試験または十分な検定力をもつ非劣性試験（そのような標準的治療が存在する場合にのみ必要）で，確立された比較薬治療に対して優越性または同等の効果を示す．ネガティブな結果を示す試験（プラセボに対する非優越性または比較薬治療に対する劣性を示す試験）が存在する場合には，少なくともさらに2つのよりポジティブな試験，またはプラセボに対する優越性および確立された比較薬治療に対する非劣性を示したすべての入手可能な試験のメタ解析が，これらのネガティブな試験を上回らなければならない．試験は，確立された方法論的標準を満たしていなければならない．決定は，効果の主要評価項目に基づく．
2 RG2：「カテゴリーがAのエビデンス，かつ，中程度のリスク便益比」に対応する．

示されている。比較試験は，定型抗精神病薬，リチウム，およびバルプロ酸を用いて行われてきた（Okuma ら，1979；Klein ら，1984；Placidi ら，1986；Stoll ら，1986；Lerer ら，1987；Lusznat ら，1988；Brown ら，1989；Okuma ら，1990；Small ら，1991；Vasudev ら，2000）。これらの試験でカルバマゼピンは，抗精神病薬（Brown ら，1989）およびバルプロ酸（Vasudev ら，2000）と比較して，おそらくわずかに反応の発現が緩徐だが，リチウムよりもわずかに作用が迅速（Small ら，1996）に発現するとともに，全体的には対照薬と同等に有効であるという印象であった。

　カルバマゼピンを被験薬として実施した最初の躁病に対する大規模ランダム化プラセボ対照比較試験は，2004年まで公表されなかった（Weisler ら，2004b）。この試験とその再現試験（Weisler ら，2005）のいずれからも，躁病急性期の治療において，プラセボを有意にしのぐカルバマゼピンの優越性が示された。患者のサブグループを具体的にみると，カルバマゼピンは，リチウム（あるいはおそらく他の薬剤も）に対して不完全な反応を示した躁病急性期の患者（Lerer ら，1987；Post ら，1987；Okuma ら，1990），器質性（神経）疾患を併存した患者（Schneck，2002），および統合失調感情障害の患者（Goncalves と Stoll，1985；Elphick，1985）などにとって有用となる可能性がある。

有効性

　カルバマゼピンの一般的な副作用には，とくに高用量および急速な漸増のさいの過鎮静およびかすみ目などがある。重篤な副作用として考えられるものには，稀にではあるが，アレルギー反応，紅斑性狼瘡，顆粒球減少症，および低ナトリウム血症などがある。徐放製剤では，忍容性の問題は小さくなる可能性がある。カルバマゼピンの忍容性と安全性プロフィールについての詳細な情報は，最近の概説や教科書に記載されている（Grunze と Walden，2002；Gajwani ら，2005；Grunze，2006）。さらに，カルバマゼピンには先天性欠損症のリスクの増加が伴う（Morrow ら，2006）。とはいうものの，カルバマゼピンを日常的に使用するさいの主な欠点は，むしろ，さまざまな抗精神病薬，抗うつ薬，および抗てんかん薬を含めた他の向精神薬との相互作用の可能性である（Spina ら，1996）。躁病急性期の患者の多くが，すでにいくつかの治療薬を服用している可能性があることから，このことがカルバマゼピンの実用性を複雑にし，制限しているといえる。

推奨

　2つの二重盲検プラセボ対照の比較試験，ならびに少なくとも1つの非劣性を示すのに十分な検定力をもつ試験（Okuma ら，1979）を含めたいくつかの比較試験に基づい

て，カルバマゼピンの抗躁効果の **CE** は「**A**」である。カルバマゼピンの主な短所は，急速な漸増に伴う若干の忍容性の問題，および避妊薬を含めて，他のさまざまな向精神薬や非向精神薬との酵素誘導を経た相互作用の潜在性である。以上から **RG** は「**2**」となる。

バルプロ酸

　本ガイドラインでは「バルプロ酸」を，躁病急性期において試験されたさまざまな製剤，例えば valproic acid，バルプロ酸ナトリウム，divalproate，divalproex sodium，および valpromide などに共通する一般名として用いている。薬物動態学および薬力学で知られる限り，valproic acid のみが最終的に血液脳関門に到達してそれを通過する。しかし，忍容性が徐放製剤により強化されているとはいえ，この違いが valproic acid 誘導体を異なる医薬品としてグループ分けする根拠とはならない。

効果

　バルプロ酸の抗躁作用は，最初に Lambert ら（1966）によって報告された。それに続いて，躁病急性期の治療におけるバルプロ酸の効果は，単剤療法として（Emrich ら，1980；Pope ら，1991；Bowden ら，1994，2006），または抗精神病薬との併用療法として（Müller-Oerlinghausen ら，2000），いずれも短期間のランダム化比較試験によって評価された。これらの試験から，バルプロ酸が躁病急性期への有効な治療法であることの一貫したエビデンスが得られた（Macritchie ら，2003）。同様の抗躁効果は，バルプロ酸を対照薬とした，リチウムとの試験（Freeman ら，1992；Bowden ら，1994，2008），ハロペリドールとの試験（McElroy ら，1996a），および1つのオランザピンとの比較試験（Zajecka ら，2002）で示された。しかし，2つのオランザピンとの比較試験（Zajecka ら，2002；Tohen ら，2009b）では，同様の抗躁効果は示されなかった。カルバマゼピンとの比較（Vasudev ら，2000）では，バルプロ酸は全般的な転帰において優越性を示したとみられる。

　サンプルサイズは小さいものの，オランザピンとの比較試験，および Bowden らが行ったリチウムとプラセボとの比較試験（Bowden ら，1994；Swann ら，2002），ならびに McElroy ら（1996a）によるバルプロ酸をハロペリドールと比較した試験の二次解析に基づいて，バルプロ酸が精神病性躁病にも有効であることを示す兆候がみられた。

有効性

　躁病急性期の患者へは，体重あたり20〜30mg/kg の負荷投与（dose-loading）の

ほうが，緩徐な漸増投与よりも有効性が高いと思われる（Keckら，1993；Grunzeら，1999；Hirschfeldら，2003）。75～99mg/l（520～690mmol/l）の血中濃度は，最も優れた効果対忍容性比（efficacy/tolerability ratio）をもたらすようにみえる（Keckら，2005；Allenら，2006）。バルプロ酸の忍容性は，すべての試験を通じて良好とみられる。ほとんどの試験で，バルプロ酸ではプラセボと比べて，胃腸不快感，鎮静，振戦などがより頻繁に観察されるが，より高い脱落率をもたらすことは通常はない。血小板減少症，肝不全，膵炎，または高アンモニア血症性昏睡などの，稀ではあるが重篤な合併症，および予防対策については，関連する概説（例えばBowdenとSingh，2005）を参照のこと。

推奨

効果の **CE** は，純粋な躁病（精神病症状の有無にかかわらず）および不機嫌性／抑うつ性の特徴を伴う躁病への同程度のエフェクトサイズにより，「**A**」に分類することができる。バルプロ酸の安全域は比較的大きく，急速な漸増（「負荷投与」）とそれに続く迅速な作用の発現を可能にする。バルプロ酸は，いくつかの身体疾患（例えば肝臓病）への使用や，いくつかの治療薬（例えばワルファリン）との併用には適さない。こうした疾患は通常，臨床的にかなりの程度まで確実に排除することができるため，躁病の急性期治療への **RG** は「**1**」であろう。ただし，出産適齢期の女性への使用は注意するべきである。その理由は，催奇性や発育遅延を招く可能性の高いリスク（Vigueraら，2007）のみならず，多嚢胞性卵巣症候群（PCOS）のリスクが増加する（Soares，2000；Rasgonら，2005）とされているからである。したがって，若年女性へのRGは「2」を超えることはない。

潜在的抗躁作用をもつ他の抗てんかん薬（適応外使用）

抗躁作用をもつとされる抗てんかん薬は他にいくつかあるが，それらのいずれにおいても，効果と忍容性が前記の詳細に吟味された薬剤と同じ範囲内にあるか否かを結論づけるのに十分な試験は行われていない。さらに，いくつかの薬剤については，忍容性がわずか，あるいは不十分であるというかなりのエビデンスが存在するか，プラセボとの差がないことを示す確実なエビデンスが存在するか，もしくはその両方である。したがって，そうした薬剤のRGは通常は低く，他の抗躁薬が最適の結果をもたらさなかっ

た場合でも，それらを同等の代替選択として考慮するべきではない。

　フェニトインは，小規模二重盲検プラセボ対照によるハロペリドールへの追加併用試験で抗躁作用を示した（Mishoryら，2000）（効果のCEは「B」[3]）。しかし，その副作用プロフィール，とくに認知への副作用および小脳萎縮症（De Marcosら，2003）により，躁病急性期への投薬は副次的選択となる（RGは「3」）。

　Oxcarbazepineの抗躁作用を裏づけるエビデンスには説得力がない（HirschfeldとKasper，2004）。検定力の低い試験，あるいは非プラセボ対照比較試験で，いずれも小規模なものをいくつかとりあげた最近の概説では，躁病症状の治療に有用性はあるかもしれないと結論づけた（Popovaら，2007）が，決定的なエビデンスには欠けている（効果のCEは「C1」，RGは「4」）。カルバマゼピンと化学的に類似することから，以前にカルバマゼピンに対して良好な反応を示したものの，忍容性あるいは他の薬剤との相互作用が原因で中止した患者に，この薬剤が便益をもたらす可能性のあることがしばしば推測されている。Oxcarbazepineもまた，他の薬剤との相互作用および忍容性の問題を示す可能性があるが，その程度はカルバマゼピンよりも少ないであろう。ただし，低ナトリウム血症のリスクは，oxcarbazepineのほうが高いと思われる。

　効果のCEが「C1」[4]となる他の抗てんかん薬には，レベチラセタム（GoldbergとBurdick，2002；Grunzeら，2003b；Kyomen，2006；Desarkarら，2007）およびゾニサミド（Kanbaら，1994；McElroyら，2005；Anandら2005）が含まれる。1つの小規模症例集積研究（Amannら，2006）が，**retigabine**に「C1」のエビデンスを与えている。これらの試験から得られたRGは「4」である。トピラマート，ガバペンチン，ラモトリギンのCEは「E」[5]であり（Ichimら，2000；Pandeら，2000；Goldsmithら，

3　B：比較試験による限られたポジティブなエビデンスは以下に基づく。1つまたはそれ以上のRCTで，プラセボに対する優越性（または精神療法に関する試験の場合には「心理的プラセボ」に対する優越性）を示す，または，ランダム化対照比較が標準的治療を用いて行われているが，非劣性臨床試験として十分なサンプルサイズをもつプラセボ対照がない，または，1つまたはそれ以上の，十分な検定力をもつ，プラセボに対する優越性（または精神療法に関する試験の場合には「心理的プラセボ」に対する優越性）を示したRCTの事後解析。ネガティブな結果を示す試験（プラセボに対する非優越性または比較薬治療に対する劣性を示した試験）が存在する場合には，少なくともあと1つのポジティブな試験，または，プラセボに対する優越性あるいは確立された比較薬治療に対する非劣性を示したすべての入手可能な試験のメタ解析が，これらのネガティブな試験を上回らなければならない。

4　C1：エビデンスは以下に基づく。1つまたはそれ以上のポジティブな結果を示す非盲検経過観察試験（最低5例の評価可能な患者を対象とする），または，参照薬を伴う比較が行われているが，サンプルサイズが非劣性臨床試験には不十分，かつ，ネガティブな結果を示す比較試験が存在していないこと。

5　E：RCTまたは探索的試験の大多数がプラセボに対する非優越性（または精神療法に関する試験の場合は「心理的プラセボ」に対する非優越性）を示すか，あるいは，対照薬治療に対して劣性を示す。

2003；Kushner ら，2006），プレガバリンと *tiagabine* は「**F**」[6]である。Tiagabine の場合，非盲検試験において，薬剤の無効とあわせて，てんかん様発作のリスク増加が示唆されている（Grunze ら，1998；Suppes ら，2002）。

非定型抗精神病薬

近年になって，非定型抗精神病薬の登場とともに躁病急性期の治療選択肢はかなり増加した。この項では，躁病の適応承認を得た非定型抗精神病薬のグループ，および未承認または未上市の非定型抗精神病薬のグループに属するさまざまな抗精神病薬を，アルファベット順に記載する。

アリピプラゾール

効果

プラセボ対照の急性躁病試験がこれまでに4つ，公表あるいは学会ポスターとして発表されている（Keck ら，2003a；Sachs ら，2006；Keck ら，2007；Young ら，2009）。そのうちの1つはリチウム治療群を含み（Keck ら，2007），別の1つはハロペリドールを対照薬に用いていた（Young ら，2009）。1つのアリピプラゾールとプラセボを比較した（未発表の）試験ではネガティブであった（McIntyre ら，2007）。さらに，プラセボ治療群のないハロペリドールとの直接比較は，方法論上の限界により解釈が困難である（Vieta ら，2005a）。プラセボを対照とした，バルプロ酸またはリチウムとの併用療法試験においても，アリピプラゾールはバルプロ酸またはリチウムの単剤療法に対して優越性を示した（Vieta ら，2009c）。さらに，アリピプラゾールの筋肉内注射製剤は，1つの比較試験で抗躁効果を示した（Sanford と Scott，2008）。

二次解析では，躁病のサブタイプ全般にわたるアリピプラゾールの幅広い効果範囲も確認された。

有効性

公表されたすべての文献で，より頻繁に報告された副作用は，頭痛，眠気，および浮動性めまいであったが，これらはいずれもプラセボと比べて，有意差はなかった。アカ

6　F：有効または無効かを示すのに十分な試験が欠如している。もし存在している場合には，非盲検試験または症例報告が効果の完全な欠如を示す。

シジアは，プラセボと比べて，アリピプラゾールにより頻繁に起こると思われる（Keckら，2003a；Sachsら，2006）。

比較試験では，アリピプラゾールは（心電図上の）QTc時間へのいかなる重大な変化も誘発せず，短期的には体重増減への影響もなかった。また，いかなる血液パラメーターでも重大な変化は観察されなかった。とくに，プロラクチン，コレステロール，および空腹時血糖値の有意な上昇は，アリピプラゾールについては報告されなかった。

推奨

入手可能なエビデンスに基づき，アリピプラゾールは抗躁効果のCEで「A」を満たす。また，副次解析は，不機嫌性／混合状態および精神病性の躁病での効果も支持している。以上のことから，良好な忍容性プロフィールとともにRGは「1」と解釈されるであろう。

オランザピン

効果

オランザピンは4つの二重盲検プラセボ対照単剤療法試験においてプラセボを有意にしのぐ優越性を示した（Tohenら，1999，2000）。そのうちの1つは青年期の躁病を対象とし（Tohenら，2007），別の1つは軽症から中等症の躁病にしぼった試験（Tohenら，2009b）である。これらの試験のうち，3つの試験期間は3週間，残りの1つは4週間であった。とくに4週間の試験（Tohenら，2000）では，比較的大きな割合（43％）で混合状態の患者が組み入れられ，二次解析の結果，これらの患者でオランザピンが純粋な躁病患者での効果と類似した効果を示したことは注目に値する。初期の2つの試験（Tohenら，1999，2000）では，いずれの試験でも被験者の50％以上が精神病性の特徴をもあわせもっていた。ヤング躁病評価尺度（YMRS）得点の低減として計測された改善が，精神病性躁病患者群と非精神病性躁病患者群との間で差を示さなかったことは，臨床的に重要である。さらに，激越性躁病を対象に，オランザピンの注射製剤を用いたランダム化比較試験の1つでは，プラセボとロラゼパムに対するオランザピンの有意な優越性が2時間後に示された（Meehanら，2001）。

以上に要約したプラセボ対照のランダム化比較試験に加えて，さらにいくつかのオランザピンを用いた直接比較試験がこれまでに実施されてきた。躁病急性期におけるオランザピンとバルプロ酸の比較では，3つの二重盲検プラセボ対照試験が実施された。Tohenら（2003b）の試験では，主要評価項目である3週間が経過した段階でのYMRS得点の減少において，オランザピンはバルプロ酸をしのいだ。しかし，この試験は，バ

ルプロ酸が過少量であったかもしれないという理由から，批判を受ける可能性がある。なぜならば，躁病被験者の87%のみが350mmol/lを超える血中濃度に達していたからである。オランザピンとバルプロ酸を比較する2つ目の試験では，Zajeckaら（2002）はより高用量（平均用量は2115mg/日。これに比べて，前の試験では1401mg/日であった）のバルプロ酸を用いたが，オランザピンの用量はより低かった。この試験では，両群間にYMRS得点の減少の有意差は示されなかった。しかし，この試験の検定力は，薬剤の効果ではなく体重増加に設定されていたため，結果として第2種の過誤を潜在的に生じた（Vieta，2003）。最後に，オランザピンおよびバルプロ酸を軽症から中等症の躁病で比較した試験では，12週間後にバルプロ酸と比べてオランザピンの有意な有効性が示されたが，代償として，より多い体重増加と，より多くの代謝に関する問題を生じた（Tohenら，2009b）。リチウムとの直接比較では，オランザピンは4週間にわたる躁病急性期治療において，リチウムをしのぐ効果を示した。しかし，リチウム治療群と比べて，オランザピン治療群の被験者がより多く有害事象を経験したため，オランザピンの臨床的有用性は限定される可能性がある（Niufanら，2008）。リスペリドンとの直接比較試験では，抗躁効果に差は観察されなかった（Perlisら，2006a）。ハロペリドールを対照薬とした試験では，ハロペリドールは6週目（一次エンドポイント）で有意な優越性を示したが，12週目ではオランザピンとハロペリドールは同程度の効果を示した（Tohenら，2003a）。

　また，オランザピンによる併用療法比較試験も行われた。Tohenら（2002）が行った試験では，躁病急性期の被験者をバルプロ酸またはリチウムのいずれかで治療した。その後3週間を経過した段階で，十分な反応を示さなかった被験者は，ランダム化され二重盲検形式でオランザピンあるいはプラセボの追加併用治療に割り付けられた。6週間の治療の後に，オランザピン治療群の有意により優れた転帰が，YMRSの合計得点から明らかになった。二次解析では，とくに中等症から重症の抑うつ症状を伴う混合性エピソードの患者に，ハミルトンうつ病評価尺度（HAM-D）得点におけるポジティブな作用も認められた。YMRSに関しては，混合性躁病および精神病性症状の患者において，オランザピンがプラセボをしのぎ，またプラセボ対照単剤療法試験においても同じ結果を示した（Bakerら，2004）。

　最近，規制当局の要請により，躁病急性期でのカルバマゼピンへの追加併用療法としてのオランザピン対プラセボについて調べる1つの試験が実施された。オランザピン治療群はプラセボ治療群と比べて，YMRSの得点減少の主要評価項目では有意差を示さなかった。しかし，この結果はまったく予期されなかったわけではない——その理由は，カルバマゼピンによるオランザピンの代謝誘導によって，患者のオランザピン血中

濃度は不十分であると考えられていたからである (Tohen ら，2008)。

　最後に，これらの対照臨床試験で得られたポジティブな結果は，pan-European naturalistic mania study (EMBLEM) において報告された，広範なスペクトラムの躁病患者でのオランザピン単剤療法およびオランザピン併用療法の効果とも一致した (Vieta ら，2008)。

有効性

　二次解析によれば，オランザピンは躁病のサブタイプ (多幸性，不機嫌性／混合性，精神病性) のすべてにわたって同等に有効と思われる。

　忍容性と安全性に関する限り，オランザピンは急性期治療で良好なプロフィールを示した。2003年までに行われたすべての比較試験での有害事象による脱落率は，プラセボ，バルプロ酸，ハロペリドールなどの治療群と比べて有意に高くはなかった (McCormack と Wiseman，2004)。眠気と浮動性めまいは，プラセボ治療と比べて，オランザピン治療で有意により頻回に発現した。しかし，錐体外路症状 (EPS) の出現は，投与量とは無関係に，プラセボとの比較で有意差はなかった。1つのハロペリドールとの直接比較試験では，予想されたとおり，EPSのすべての評価尺度で，オランザピンと比べてハロペリドールの有意に高い評点が示された (Tohen ら，2003a)。口渇，便秘などの抗コリン性副作用は，比較試験では稀にしか起こらなかった。重大なQTc延長は，オランザピンを用いたどの試験でも観察されていない。しかし，オランザピンの筋肉内注射に伴い，ベンゾジアゼピンを併用する入院患者には呼吸停止のリスクが増加する。

　オランザピンの有害作用のうちで最も厄介なものは，代謝性のそれである (Franciosi ら，2005)。治療初期の懸念は体重であった——オランザピンの短期試験でのベースラインからエンドポイントまでの平均体重増加は，1.65～4kgまでの範囲にあった。残念なことに，この領域の問題が予見されていなかったため，これらの短期試験では，血糖値および血中脂質値を一貫したモニタリングによって計測していない。Zajeckaらが行った試験で，ケトアシドーシスによる死亡が1例報告されたとはいえ (Zajecka ら，2002)，Tohen ら (2003c) による双極性うつ病の試験のみが，オランザピン単剤またはオランザピン／fluoxetineの併用患者の食後血糖値を報告し，プラセボ治療群に比べて有意に高い値を示したとしている。また，軽症から中等症の躁病についての最近の試験 (Tohen ら，2009b) においても，オランザピンに割り付けられた患者の12週間経過後の血糖値が，バルプロ酸治療群に比べて増加していることが示されている。血糖値と比べて，より感度の高い代謝障害の指標である血中のコレステロールと中性脂肪の値に

関しては，さらに多くの情報が入手可能である。Zajeckaらが行った試験（Zajeckaら，2002）で，最も高い体重増加を示したオランザピン治療患者群では，血中コレステロール値の有意な増加（オランザピン治療群の13.9mg/dlに対して，バルプロ酸治療群では-1.69mg/dlとわずかに減少）も示された。この脂質増加は，他疾患に対するオランザピンの試験でも確認され，動物実験のデータによっても裏づけられている（Aderら，2005）。代謝性の問題は，オランザピンのみに伴うものではなく，他の非定型抗精神病薬であるクロザピンおよびクエチアピンにも生じている（van Winkelら，2008）。メタボリック症候群の顕著な特徴は，それが心血管系リスク要因と関連することであり，非定型薬剤の長期治療に付きまとう死亡リスクである（Rayら，2009）。このことは，とくにこれらの非定型抗精神病薬については，治療開始後の定期的な空腹時血糖検査が一般に推奨されることを補強するものである。そのような検査は，アリピプラゾールおよびziprasidoneは例外となる可能性があるものの，（従来薬を含む）すべての抗精神病薬について当てはまるものである。

推奨

要約すると，オランザピンの抗躁薬としての効果のCEは「A」である。しかし，以上の潜在的な代謝性の問題により，RGは「2」である。

クエチアピン（適応外使用）

効果

プラセボおよび実薬を対照とした，躁病急性期における単剤療法試験が2つ公表されている（Bowdenら，2005；McIntyreら，2005）。さらに最近，クエチアピンの徐放製剤を評価したプラセボ対照躁病試験が発表された（Cutlerら，2008）。また，プラセボおよびパリペリドンを対照薬とした試験で，クエチアピンを分析感度のための対照実薬に用いたものが実施された（Vietaら，2009a）。これらの単剤療法試験のすべてで，クエチアピンのプラセボをしのぐ有意な優越性が示された。クエチアピンがリチウムと同等に有効（Bowdenら，2005）であった一方で，ハロペリドールはクエチアピンと比べて，作用がより速く発現し（McIntyreら，2005），より優れた効果を示した（Scherkら，2007）。これらの比較試験では混合状態の患者を組み入れていないため，結論づけが可能なのは，純粋な躁病（精神病症状の有無にかかわらず）についてのみである。

また，クエチアピンは，2つのプラセボ対照併用療法試験で，リチウムまたはバルプロ酸への追加併用薬として試験された。1つの試験（Sachsら，2004）ではクエチアピンとリチウムまたはバルプロ酸の併用が優越性を示したものの，もう1つの試験

(Yathamら，2007）では同様の結果は示されなかった。

さらに，クエチアピンの抗躁作用のエビデンスが，青年を対象とした2つの比較試験から得られた。そのうちの1つはバルプロ酸への追加併用プラセボ対照試験（DelBelloら，2002），そしてもう1つはバルプロ酸との直接比較試験である（DelBelloら，2006）。これまでに，販売認可試験でのクエチアピンの用量（800mg/日まで）は低すぎたことが示唆されてきたが，より高用量がより有効か否かの非盲検試験によるエビデンスは相反したものとなっている（Pajonkら，2006；Khazaalら，2007）。

有効性

これら比較試験での副作用に起因する脱落率は，プラセボの脱落率に匹敵するものであった。

眠気は，発症率が低いままであったとはいえ，プラセボに伴う発症の2～6倍多かった。眠気の延長は，この有害事象を相乗効果で増加させる可能性のあるベンゾジアゼピンの併用によってもたらされたかもしれない。2つの併用療法試験（Yathamら，2004）では，クエチアピン治療群はここでも，ともにプラセボと比べて有意に高い度合いの眠気を発症した。ただし，気分安定薬とクエチアピンが眠気に及ぼした相加的作用は除外できない。

錐体外路系副作用は，Barnes Akathisia Rating Scale および Simpson Angus Rating Scale for Parkinsonism を用いて評価されたが，EPSに関しては（オランザピンの場合と同様に），いずれの試験においてもクエチアピン，プラセボ，対照実薬の間で有意差は観察されなかった（Bowdenら，2005；Calabreseら，2005；McIntyreら，2005）。

心血管系の忍容性も良好であった。プラセボとの比較では，重大なQTc延長は観察されなかった。

平均体重増加は，プラセボ，ハロペリドール，およびリチウムのそれぞれの治療群と比べて，クエチアピン治療群は一貫してより高かった。3つの試験で，平均体重変化に有意性は報告されていない。しかし，絶対数ではクエチアピン治療群の体重増加を示している（Bowdenら，2005；Calabreseら，2005；McIntyreら，2005）。クエチアピンを長期投与した場合の代謝性の問題は排除できないが，短期使用での重大性はないと思われる。

その他，いかなるクエチアピンの試験においても，臨床に関連する他の検査値およびバイタルサインで，プラセボとの有意差を示した変化は観察されていない。

> 推奨

　対照群ありのデータに基づき，急性期の抗躁効果の **CE** は「**A**」にグレード付けできる。しかし，特別委員会は 2 つの理由から，**RG** は「**2**」にとどめるべきであると感じる——すなわち，直接比較でクエチアピンの効果が（低用量の）ハロペリドールよりも弱いと思われること，および混合状態への使用を裏づけるデータが欠如していることである。最後に，クエチアピンが継続治療あるいは維持治療に選択された場合には，代謝性の問題が重要性を増す可能性がある。

リスペリドン（適応外使用）

> 効果

　これまでに 3 つの二重盲検プラセボ対照単剤療法試験が公表されている（Hirschfeld ら，2004；Khanna ら，2005；Smulevich ら，2005）。このうちの 1 つには，ハロペリドールを対照薬とした治療群も設定されている（Smulevich ら，2005）。結果は均質である——すなわち，リスペリドン（平均用量 4 〜 6mg/日）はすべての試験でプラセボを有意にしのいでいる。ハロペリドールとの比較では，抗躁効果に差は示されなかった（Scherk ら，2007）。さらに，リチウムおよびハロペリドールとの小規模直接比較試験（Segal ら，1998），ならびにより規模の大きいオランザピンとの比較（Perlis ら，2006a）が，リスペリドン単剤療法の抗躁効果を裏づけている。

　2 つのプラセボ対照試験で，バルプロ酸またはリチウムへの追加併用薬として（Sachs ら，2002），およびリチウム，バルプロ酸，またはカルバマゼピンへの追加併用薬として（Yatham ら，2003），それぞれリスペリドンが評価された。前者の試験ではリスペリドンを追加併用することの優越性が示されたが，後者ではカルバマゼピンを一次治療薬とした患者群の反応が欠如し，試験は失敗に終わった。このことは，併用療法におけるチトクローム P450 酵素誘導物質としてのカルバマゼピンに関連する，解決の難しい問題を例示している。

　これらの試験で混合性の患者が被験者となることは稀な一方で，Khanna ら（2005）の試験は，重症および精神病性躁病（ベースライン時の YMRS 平均得点が 37.2）におけるリスペリドンの効果のエビデンスをもたらした。この試験では，YMRS の 21 点減少という，その他の第Ⅲ相比較試験ではそれまでほとんどみられなかった抗躁効果が観察された。

> 有効性

　リスペリドンは，平均 1 日投与量約 6 mg を用いた 1 つの試験で強力な抗躁作用を示

した（Khannaら，2005）。しかし，この効果は忍容性を犠牲にしたものであった。この試験の被験者の約50％はEPSにも悩まされた。より低用量で行われた他の試験では，EPSの発現率もずっと低かった。5つの試験（3つは単剤療法，2つは併用療法）のうちの4つで，EPSに起因する中途脱落の程度はプラセボと同じであった（Sachsら，2002；Yathamら，2003；Hirschfeldら，2004；Khannaら，2005；Smulevichら，2005）。しかし，3つの単剤療法試験で，プラセボ治療群に比べてリスペリドン治療群の錐体外路症状評価尺度（ESRS）における有意に高い合計点が示されている（Hirschfeldら，2004；Khannaら，2005；Smulevichら，2005）。これらの結果を総体的にみると，これら試験の1つ（Smulevichら，2005）では，ESRS合計点におけるリスペリドンのハロペリドールをしのぐ有意差もみられる。

Khannaらが行った例外的に低い脱落率の試験を含めても，副作用による全体的脱落率に関して，リスペリドンとプラセボとの間に有意差はない。2つの試験で，リスペリドンによる眠気が，プラセボと比べて少なくとも2倍頻回に発現したことが報告されている。2つの試験では，浮動性めまいがリスペリドン治療群でわずかに多く発現したが，有意差は示されなかった（Sachsら，2002；Hirschfeldら，2004）。

リスペリドンの心血管系の忍容性は良好と思われ，重大なまたは臨床的に影響をおよぼすQTc延長は，双極性障害の比較試験では観察されなかった。

体重増加は，2つの併用療法試験および1つの単剤療法試験で，リスペリドンが有意に高かった（Hirschfeldら，2004）。エンドポイントでの体重増加の平均は，1.7〜2.4kgの範囲となった。リスペリドンが気分安定薬と併用された2つの試験（Sachsら，2002；Yathamら，2003）で比較すると，プラセボ治療群は体重減少（-0.25kg），または最大で0.5kgの体重増加をみている。

いくつかの臨床試験において，リスペリドンがかなりの体重増加を示したにもかかわらず，血中コレステロール濃度あるいは食後血糖値についての報告はない。実地臨床では，代謝調節異常を予期しておくべきである。

ハロペリドールよりもさらに高い血中プロラクチン濃度の上昇が発現している（Smulevichら，2005）。これは，リスペリドンの脳内への比較的低い浸透率と，効果発現に必要な比較的高い血中濃度の結果かもしれない——下垂体は脳血液関門の外部にあるため，プロラクチンが選択的に上昇させられた可能性がある。リスペリドン治療群の6例およびハロペリドール治療群の2例に，それぞれプロラクチン濃度上昇に関連する可能性のある有害事象が発現した。

推奨

対照群ありのデータに基づき，急性抗躁効果の **CE** は「**A**」にグレード付けが可能である。リスペリドンの過量投与は，EPS とプロラクチン上昇をもたらすことで有効性に強く影響することが明らかなため，避けるべきである。**RG** は「**1**」であろう。重症躁病および精神病性躁病への優れた効果のエビデンスが存在するが，混合状態へのリスペリドンの使用を裏づけるデータは限られている。

Ziprasidone

効果

Ziprasidone の単剤療法による抗躁効果を調べた二重盲検プラセボ対照試験は 3 つあり（Keck ら，2003c；Potkin ら，2005；Vieta ら，2009b），そのうちの 1 つはハロペリドールを内部対照薬に設定している（Vieta ら，2009b）。これらの試験のすべてで，ziprasidone の抗躁効果が確認されている。しかし，直接比較ではハロペリドールがより有効であった（Warrington ら，2007）。これらの試験の事後解析からも，ziprasidone の不機嫌性／混合状態および精神病性躁病への有効性のエビデンスが得られた（Greenberg と Citrome，2007）。Ziprasidone は筋肉内注射製剤としても入手可能である。

リチウムまたはバルプロ酸への追加併用プラセボ対照試験では，ziprasidone は初期抗躁効果を増強したものの，エンドポイントではプラセボとの差はなかった（Weisler ら，2004a）。さらに，ziprasidone は，試験終了時の二次評価項目のいくつかでプラセボとの差を示した。

有効性

前述の比較試験の実施中に，EPS 関連の尺度ではプラセボとの有意差は示されなかった（Keck ら，2003b；Potkin ら，2005）。しかし，ziprasidone 治療群には，プラセボと比べて 2 倍の頻度でアカシジアの発現が報告された（有意差はないものの，それぞれ 10.7％対5.7％）（Keck ら，2003c）。

初期の眠気は，プラセボと比べて ziprasidone で 3～4 倍頻回に発現したことが報告されている。また，公表された ziprasidone 試験の 1 つでは，浮動性めまいが問題となる程度にまで発現したことが報告されている（22.1％，プラセボ群10％）（Keck ら，2003b）。

Ziprasidone の心血管系に対する安全プロフィールは，多少の懸念を生じるものである。Keck ら（2003b）の試験では，500ms を超える QTc 延長は観察されなかったとは

いえ，ziprasidone 治療群は平均して11msec の QTc 延長をみた。安全上の大きな懸念であるトルサード・ド・ポワント（torsades de pointe）は，市販後の調査では報告されていない。血圧上昇は，ziprasidone 群の11.4％に対して，プラセボ群は2.9％であった。しかし，ベースラインからエンドポイントまで測定された収縮期血圧，拡張期血圧，または脈拍のそれぞれの中央値については，いずれの群でも変化は観察されなかった。

Ziprasidone およびアリピプラゾールはともに，躁病の比較試験において重大な体重増加を誘発しない非定型抗精神病薬である。プラセボとの比較で，総コレステロール，HDL，および LDL の値に重大な変化は示されなかった（Keck ら，2004）。双極性患者に ziprasidone を用いた長期および短期試験の二次解析では，脂質の値に減少すら示された。

推奨

Ziprasidone は，抗躁効果の **CE** の「**A**」を満たす。また，混合状態および精神病性躁病への効果も，副次解析によって支持されている。したがって，**RG** は「**1**」である。ただし，潜在的心毒性のおそれがあるため，入手不可能であったり，または使用が制限されていたりする国もある。これらの国では，法的な理由により第一選択治療として考慮すべきではないため，**RG** は「**2**」である。

その他の非定型抗精神病薬（適応外使用）

この項では，非定型抗精神病薬で，その抗躁効果を支持する試験は存在するが，未だ適応承認を得ていないか，上市されていないものの近い将来そうなる確率の高いもの（例えば asenapine）について論じる。

Amisulpride は，いくつかの国で頻繁に抗躁薬として用いられている。しかし，その効果についてのエビデンスに基づくものとしては，amisulpride のバルプロ酸への追加併用を，ハロペリドールとバルプロ酸の併用療法と比較した二重盲検ランダム化試験が1つ（Thomas ら，2008）と，ポジティブな非盲検ランダム化試験が1つ（Vieta ら，2005b）あるのみである。ハロペリドールおよびバルプロ酸との比較を行った追加併用比較試験では，前もって定義された amisulpride の優越性の仮説を証明することができず，また同等性を証明するにも検定力が不足していた。したがって，効果の **CE** は

「**C1**」，そして **RG** は「**4**」である。Amisulpride は，近年新たな非定型薬が出現するまでは魅力的な適応外治療であった。Amisulpride は体重増加に関連せず，新規発症の糖尿病の報告もない。しかし，躁病急性期のさいには通常用いるような amisulpride の高用量投与が高プロラクチン血症を誘発することは確かである。

Asenapine については，躁病急性期単剤療法のランダム化プラセボ対照試験が2つある（ARES 7501004と7501005）（McIntyre ら，2008a）。そしてこれまでに，1つのリチウムまたはバルプロ酸への追加併用療法の試験（Apollo 7501008）（Calabrese ら，2008）が，対照実薬（オランザピン）治療群を含む単剤療法の試験とともに，学会ポスターとして発表されている。これら3つの試験すべてで，asenapine はプラセボに対する有意な優越性を示した。オランザピンは，asenapine に対して統計的に有意ではないものの，数値的には優越性をもつと思われる。

Asenapine は前述の試験で良好な忍容性を示し，とくに EPS の発現率は低かった。しかし，2つの3週間の単剤療法試験で体重のわずかな増加が，また併用療法試験で12週間後に中程度の体重増加および空腹時血糖の上昇が観察された。Ares 7501004 および 7501005（McIntyre ら，2008b）の52週間の期間延長で，asenapine 治療群にメタボリック症候群の基準を満たす患者数の有意な増加はなかったとはいえ，その代謝性リスクについての決定的な意見を述べるにはデータが限られていて不十分である。

入手可能なエビデンスに基づいて，asenapine は抗躁効果の **CE**「**A**」を満たす。また，混合状態での抑うつ症状への効果は，副次解析により支持されている。依然として限定された臨床経験，および代謝性の懸念への兆候から，上市されたさいには安全性のさらなるエビデンスをまちつつ，**RG**「**2**」の推奨となる可能性がある。

クロザピンは，非定型抗精神病薬の原型とみなすことができる。数多くの症例報告といくつかの小規模な研究者主導型試験によって，双極性障害患者に対するクロザピンの抗躁効果，軽度の抗うつ効果，および良好な予防効果が裏づけられている（Frye ら，1998）。そのため，クロザピンは，難治性双極性障害患者の治療における最後の手段とみなされている可能性がある（Calabrese ら，1996；Green ら，2000）。しかし，これらデータは，いずれもが小規模で，しばしば対照群が不十分な研究者主導型試験に由来する。商業的関心のなさと潜在的に命にかかわるクロザピンの副作用が原因で，方法論的に曖昧さを排除した大規模試験は欠如している。したがって，クロザピンの抗躁効果の **CE** は「**C1**」とグレード付けせざるを得ない。そして，治療抵抗性躁病に非常に有用かもしれないという事実にもかかわらず，**RG** はわずかに「**4**」である。

パリペリドンの単剤療法は最近，2つのプラセボ対照単剤療法臨床試験が行われた。そのうちの1つでクエチアピンを対照薬にポジティブな結果が得られ（Vieta ら，

2009a)，他の1つではパリペリドンの最高用量（12mg/日。www.clinicaltrial.gov, trial identifier NCT 00299715を参照）でのみ有意差に達した。リチウムまたはバルプロ酸へのパリペリドン追加併用試験は，ネガティブなものであった（www.clinicaltrial.gov, trial identifier NCT 00309686を参照）。

パリペリドンは，これらの試験で一般に良好な忍容性を示したが，高用量となるにつれてEPSへの感受性が増加した。他にプラセボよりも頻回に発現した副作用は，頭痛，眠気，浮動性めまい，鎮静，アカシジア，ジストニア，消化不良などである。リスペリドンと同様に，パリペリドンは男性被験者および女性被験者の両方でプロラクチン上昇を誘発した。

パリペリドンはリスペリドンの代謝産物であるため，親化合物との違いはほとんどないと予想される可能性がある。

現段階では，ポジティブな試験が2つ，ネガティブな試験が1つあり，パリペリドンの効果のCEを「B」とグレード付けすることができる。また，対応するRGは「3」であろう。ただし，このグレード付けが該当するのは，試験された最高用量の12mg/日についてのみである。より低用量（6mg/日および3mg/日）での試験のエビデンスは，一貫していない（「D」）。

ゾテピンの状況は，クロザピンにかなり類似している。少なくとも2つの非盲検試験で，抗躁効果が一致している（HaradaとOtsuki, 1986；Amannら，2005）（CE「C1」，RG「4」）。しかし，主に商業的無関心が原因で，ランダム化比較試験によるさらなる評価が行われない。ゾテピンには重大な体重増加を誘発する可能性があるため，体重に影響せず，実証された抗躁効果をもつ非定型薬の出現によって，その価値は限定される可能性がある。

定型抗精神病薬

ハロペリドール

効果

ハロペリドールは，過去数十年にわたって重症の躁病における第一臨床選択薬であったが，その使用のための十分なエビデンスの基礎が現れたのは近年になってからである。また，かつてはハロペリドールをおそらく必要以上に高用量で日常的に用いてい

た。ハロペリドールは，リスペリドン（Smulevichら，2005），クエチアピン（McIntyreら，2005），ziprasidone（Vietaら，2009b），アリピプラゾール（Youngら，2009）を被験薬としたランダム化プラセボ対照試験における対照実薬として，またはリスペリドンとリチウムまたはバルプロ酸の併用療法試験（Sachsら，2002）における対照実薬として用いられてきた。これらの試験のすべてで，ハロペリドールはプラセボを有意にしのぐ結果を示した。この結果は，これらの試験のメタ解析（Ciprianiら，2006）によって，さらに裏づけられている。ハロペリドールの直接比較試験には，オランザピン（Tohenら，2003a），アリピプラゾール（Vietaら，2005a），バルプロ酸（McElroyら，1996a），カルバマゼピン（Brownら，1989），およびリチウム（Segalら，1998）との直接比較，ならびに1つのリチウムとの併用療法対カルバマゼピン＋リチウムの直接比較がある（Smallら，1995）。これらの試験のいずれもが，ハロペリドールの抗躁効果が躁病のサブタイプ全般にわたることを示している。

有効性

ハロペリドールは，一般に用いられる用量（＞10mg/日）で，急性のEPSと，おそらくはより重大な遅発性ジスキネジアの強い誘発傾向がみられるため，その使用は明らかに制限される。経過観察データでは，統合失調症患者よりも双極性障害患者で，これら副作用がより多く発現しがちとなるかもしれないことを示唆している（Mukherjeeら，1986；Keckら，2000）。とはいうものの，躁病に有効で，しかもEPSのリスクを最小限にするようなハロペリドールの用量を選択することは可能だと思われる。躁病患者をランダム化し，ハロペリドールを10，20，および80mgの3つの異なる投与量に割り付けた試験では，効果の点で差が示されず，至適用量範囲が1日あたり10mg以下ですらある可能性を示唆している（Rifkinら，1994）。

また定型抗精神病薬は，非定型薬と比べて抑うつ症状をより高い確率で誘発し（Tohenら，2003a），予防効果ももたない（ZarateとTohen，2004）可能性が示唆されてきたが，こうした仮説の証明には，さらなる前方視的試験が必要であろう。

推奨

要約すると，ハロペリドールの抗躁効果のCEは「A」にグレード付けすることができる。躁病への一般的なRGは，その副作用ゆえに「2」である。しかし，少なくとも重症躁病の緊急的な治療または他の治療法に反応しない患者の治療では，ハロペリドールを使用することに意味があり，正当化される。

クロルプロマジン

躁病急性期の患者を被験対象にクロルプロマジンを用いた，1つのプラセボ対照ランダム化試験が報告されている（KleinとOak，1967）。クロルプロマジンを用いたその他の比較試験には，リチウムとの直接比較（Platman，1970；Springら，1970；Johnsonら，1971；Prienら，1972；Shopsinら，1975；Takahashiら，1975），およびカルバマゼピンとの直接比較（Okumaら，1979）がある。追加の比較試験には，クロルプロマジンとピモジド（Cooksonら，1980），thiothixene（Janicakら，1988），およびECT（McCabeとNorris，1977）との比較がある。これらの試験すべてから受ける全般的印象は，クロルプロマジンと比較薬それぞれの効果が類似しているというものである。しかし，Prienら（1972）による大規模試験では，非常に活動的な患者のサブグループで，クロルプロマジンはリチウムをしのぐ優越性を示した。クロルプロマジンを使用するさいに用量について考慮することがらは，ハロペリドールを用いるさいのそれと似ているが，一般にクロルプロマジンのほうがより鎮静作用が強い。躁病急性期で確立された用量（200〜800mg/日）は，EPSの高いリスクを伴う。

その他，クロルプロマジンの服用で頻繁にみられる副作用には，著明な鎮静，遅発性ジスキネジア，太陽光への皮膚過敏症，および肝毒性などがある。クロルプロマジンを用いた躁病の試験は小規模プラセボ対照試験が1つあるのみで，そのことから，効果のCEは「B」，またRGは「3」である。特別委員会は，この評価によって，とくに新規薬へのアクセスが限られている国々において，依然として広く躁病に用いられているこの治療薬の有用性が，正確に反映されない可能性を認識している。しかし，この薬剤が発見された当時は，今日の標準に従ったRCTが必須とは考えられていなかった。

ベンゾジアゼピン（適応外使用）

双極性障害には，クロナゼパムおよびロラゼパムがかなり頻繁に用いられている。しかし，これらの薬剤は，主要な気分安定薬とは考慮されておらず，むしろ（ロラゼパムはとくに）患者を落ち着かせて不安と不眠を軽減するための追加併用薬として使われている。それにもかかわらず，これら2つの薬剤が真に抗躁作用をもつことを裏づける試験がいくつかある。

クロナゼパム（適応外使用）

クロナゼパムは高力価の1,4-benzodiazepine 誘導体である。GABA-A 受容体に作用する他にも，セロトニンの中枢での代謝を調節する可能性がある（Lima, 1991）。小規模二重盲検試験（Edwards ら, 1991）では，クロナゼパムはプラセボをしのぐ優越性を示した。しかし，その臨床試験の期間がわずか 5 日間であったこと，およびかなりの用量のクロルプロマジンが両群に投与されていたことなどから，真の抗躁効果の推測は不可能である。躁病においてクロナゼパムが果たす有益な役割は，1 つのリチウムとの比較を行ったランダム化比較試験（Clark ら, 1997），および結論そのものは不確定な複数の試験（Chouinard ら, 1983；Adler, 1986；Chouinard, 1987；Pande, 1988；Chouinard ら, 1993；Bottai ら, 1995；Morishita と Aoki, 1999）によっても裏づけられた。比較試験がいくつかあるだけで，方法論的に健全な RCT による厳密なエビデンスが存在しないため，効果の **CE** は「**C1**」のレベルであり，対応する **RG** は「**4**」である。ただし，この薬剤が潜在的な依存性をもつことを考慮すれば，注意が必要である。

ロラゼパム（適応外使用）

ロラゼパムは，躁病の比較試験の中で，標準的応急投与薬としてしばしば用いられているが，無制限に投与された場合には，それ自体が試験の結果に影響を与える可能性がある。小規模な二重盲検試験でのリチウムへの追加併用によるロラゼパムの効果は，ハロペリドールのそれに類似したものであった（Lenox ら, 1992）。しかし，ロラゼパムをハロペリドールに追加併用した場合には，リチウムへの追加併用治療よりも有効性は低かった（Chou ら, 1999）。小規模で二重盲検ランダム化された 2 週間の単剤療法試験が非プラセボ対照で行われ，ロラゼパムは躁病急性期の治療にクロナゼパムより優れた有効性を示したと思われる（Bradwejn ら, 1990）。最近，躁病急性期の患者201名を対象に，ロラゼパムの筋肉内注射とオランザピンおよびプラセボとの比較が行われた。ロラゼパムの注射製剤は，24時間後のエンドポイントにおいて，興奮性の行動を測定したアウトカム・パラメーターのいくつかでプラセボをしのいだ。しかし，ロラゼパムとプラセボとの間に有意差を示すに足る検定力はなかった（Meehan ら, 2001）。

プラセボ対照試験または十分な検定力をもつ臨床比較試験の欠如のため，ロラゼパムの抗躁効果の **CE** は「**C1**」とグレード付けされ，その **RG** は「**4**」となる。潜在的な依存性のおそれから，ロラゼパムの連用は推奨できない。そのため，その臨床的価値は，躁病急性期における追加併用薬にとどまっている。

治験薬剤

タモキシフェン（適応外使用）

　プラセボ対照二重盲検試験で，プロテインキナーゼC阻害薬タモキシフェンの抗躁効果のエビデンスが得られた（Yildizら，2008）が，方法論上の問題があったため，その結果を一般化できるか否かには懸念が生じるかもしれない（Tohen, 2008）。さらに，2つの小規模プラセボ対照試験（Kulkarniら，2006；HahとHallmayer, 2008）および1つの単盲検試験（Zarateら，2007）においても，タモキシフェンによる躁病の有意な改善が示された。これを基礎にしながら，比較試験の欠如をあわせて考慮すると，タモキシフェンの効果のCEは「B」である。しかし，公式なRGは「3」であるにもかかわらず，抗エストロゲン剤としての性質をもつことから，その臨床的効用は明らかに限定され，タモキシフェンはむしろ実験的アプローチの1つとして考えられるべきである。その独特な作用機序から，タモキシフェンはかなり興味深い薬剤だと思われるが，より忍容性に優れたプロテインキナーゼC阻害薬が未来の抗躁薬となる可能性がある。

カルシウム拮抗薬（適応外使用）

　非盲検試験の1つが *nimodipine* の抗躁効果を示唆している（Brunetら，1990）（効果のCEは「C1」，RGは「4」）。方法論上の欠点がある小規模プラセボ対照交差試験の1つがベラパミルでの多少の抗躁効果を示唆した（Dubovskyら，1986）が，より規模の大きい2つの並行群間試験ではこの結果を確認できなかった（Waltonら，1996；Janicakら，1998）（効果のCEは「D」，RGは「5」）。血圧への作用（ベラパミル）あるいは1日に複数回の投与を強いる短い半減期（nimodipine）のために，これらのカルシウム拮抗薬が抗躁薬として存続する可能性は限られている。

理学療法

　電気けいれん療法（ECT）の躁病におけるランダム化された比較試験は，完全には行われていない。数多くの症例報告とカルテ調査によって，重症躁病におけるECT

の効用が裏づけられている（McCabeとNorris，1977；Soaresら，2002；VolpeとTavares，2004；Neveら，2007）。躁病急性期でのECTの非盲検試験および症例報告に関する包括的概説では，患者の約80％が改善を示したと記されている（Mukherjeeら，1994）。これは，いかなる薬理学的介入よりも大きな改善である。

ECT，およびいくつかの薬理学的介入の後方視的比較において，ECTの躁病における効果は抗精神病薬またはリチウムと同様であることが示された（McCabeとNorris，1977；ThomasとReddy，1982）。しかし，別な後方視的カルテ調査では，ECTはリチウムを有意にしのいでいた（Blackら，1987）。これまでに，前方視的試験はわずかに2つしかない――1つは，当初にECTを用いた後でリチウムによる継続治療を行ったものを，当初からリチウムのみで治療を行ったものと比較した試験である。8週間後に，当初にECTを用いた治療群は，当初からリチウムで開始した治療群と比べて，有意に高い応答率を示した（Smallら，1988）。もう1つの前方視的試験では，ECTとクロルプロマジンの併用療法の効果が，クロルプロマジン単剤療法と比べてより大きな改善を示した（Sikdarら，1994）。

最近の研究では，重症の躁病における両前頭骨（bifrontal）ECTは両側頭骨（bitemporal）ECTと少なくとも同等に有効であり，忍容性の面ではより優れていることが示唆されている（Hiremaniら，2008；Barekatainら，2008）。

ランダム化された偽手技対照試験の欠如（および実行不可能性）により，躁病急性期におけるECTの**CE**は「**C1**」，また**RG**は「**4**」である。しかし，WFSBP特別委員会の意見では，治療抵抗性の重症なせん妄状態の躁病にとって，ECTは依然として貴重な最後の手段である（Karmacharyaら，2008）。ECTの代替となる可能性がある理学療法の反復経頭蓋磁気刺激（rTMS）は，偽rTMSを対照とした単盲検試験で明確な抗躁効果を示していない（Kaptsanら，2003）（**CE**は「**E**」）。

用量および治療期間

表5（p.38～39）に，さまざまな治療薬の単剤療法における推奨用量を記載した。これらは，躁病急性期の試験から得られた用量である。これらの用量は，必ずしも当該治療薬の承認された用量範囲の全体を示すものではない――ここに記載した用量は，大部分が承認用量の上限範囲を示している。併用療法で，2剤の副作用が相加あるいは相乗される場合には，1日量の減量が必要となる可能性がある。大部分の併用療法試験

は，対応する単剤療法試験と比べて，被験薬を低用量で投与している。しかし，例えばカルバマゼピンのような酵素誘導物質の併用療法（Spinaら，1996）では，単剤療法と比べて被験薬のわずかな増量が必要である。併用療法の投薬計画に反応しない患者に対しては，治療薬の濃度モニタリング（TDM）をすることがとくに望ましい（Baumannら，2004）。

　抗躁薬治療は，少なくとも症候群的にも機能的にも完全な寛解が得られるまで継続しなければならない。亜症候群性躁病が遷延すると，重大な再燃リスクが伴う（Tohenら，2003d，2006a）。ほとんどのガイドラインでは，急性気分エピソードからの寛解が得られた後も，6～12ヵ月間の継続療法が推奨されている。ただし，この推奨は単極性うつ病のエビデンスに基づくものであり，さらに躁病の治療中止試験に関して，対照群のあるデータはリチウム（Goodwin，1994），オランザピン（Tohenら，2006b），アリピプラゾール（Keckら，2006）のみ入手できる。これによって，このアプローチの**CE**が，これらの治療薬についてはグレード「**B**」であることが裏づけられる。しかし，多くの薬剤は，専門家のアドバイスと臨床的推論によって推奨される（**CE**「**C3**」）。また，臨床経験に基づき，寛解が得られた後のいずれかの時点であれば，忍容性に応じて用量が減量できる。リチウムの場合には，安全上の理由からこれは必須である。なぜなら，この薬剤の腎クリアランスは急性期エピソードが消退した後では減少するので，維持療法での抗躁薬の血中濃度が高いことは，あまりにもリスクを伴う可能性が大であるからである。

　よって，躁病エピソードが，例えばステロイド，アルコール，その他の乱用薬剤などといった外的要因によって引き起こされたものだという疑いがない限りは，前記のような考慮に基づいて，すべての患者に対して継続および維持療法の計画を提供すべきである（適応については，Grunzeら（2004）を参照）。したがって，躁病急性期治療のための薬剤または投薬計画を選択するさいには，長期治療での投薬計画の全体的な効果と忍容性が重要な考慮の対象となり，そうすることにより，再燃リスクを増加させることにつながりかねない治療薬の切りかえを最小限に抑えることができる。

● 無反応例への取り組み

　一般に，効果のCEが「A」の基準を満たし，かつRGが「1」の薬剤の中の1つによって治療を開始するべきである（表5，図1）。仮にこの第一選択治療薬が無効で

表5 躁病急性期において用いられる薬理学的および非薬理学的治療のエビデンスのカテゴリー（CE），および推奨グレード（RG）（エビデンスの1カテゴリーごとにABC順）

薬剤または治療法	エビデンスのカテゴリー（CE）	推奨グレード（RG）	成人の典型的な推奨1日投与量（承認により異なる可能性がある）	日本における主な商品名	日本における（躁病または躁状態に対する）適応の有無
アリピプラゾール	A	1	15～30mg	エビリファイ	○
Asenapine	A	2	10～20mg	−	−
カルバマゼピン	A	2	600～1200mg（血中濃度4～15mg/l）	テグレトール	○
ハロペリドール	A	2	5～20mg	セレネース	○
リチウム	A	2[1]	600～1200mg（血中濃度0.8～1.3mmol/l）	リーマス	○
オランザピン	A	2	10～20mg[2]	ジプレキサ	○
クエチアピン	A	2	400～800mg	セロクエル	×
リスペリドン	A	1	2～6mg	リスパダール	×
バルプロ酸	A	1[3]	1200～3000mg（付加投与20～30mg/kg体重；血中濃度75～100mg/l）	デパケン	○
Ziprasidone	A	1[4]	80～160mg	−	−
クロルプロマジン	B	3	300～1000mg	ウインタミン コントミン	○
パリペリドン	B	3	3～12 mg；12mg/日のみがBレベル	インヴェガ	×
フェニトイン	B	3	300～400mg	アレビアチン ヒダントール	×
ピモジド	B	3	2～16mg	オーラップ	×
タモキシフェン	B	3	40～80mg	タスオミン ノルバデックス	×
Amisulpride	C1	4	400～800mg	−	−
クロナゼパム	C1	4	2～8mg	ランドセン リボトリール	×
クロザピン	C1	4	100～300mg	クロザリル	×
レベチラセタム	C1	4	500～1500mg	イーケプラ	×
ロラゼパム	C1	4	4～8mg	ワイパックス	×

薬剤または治療法	エビデンスのカテゴリー(CE)	推奨グレード(RG)	成人の典型的な推奨1日投与量（承認により異なる可能性がある）	日本における主な商品名	日本における（躁病または躁状態に対する）適応の有無
Nimodipine	C1	4	240～480mg	−	−
Oxcarbazepine	C1	4	900～1800mg	−	−
Retigabine	C1	4	600～1200mg	−	−
ゾニサミド	C1	4	100～500mg	エクセグラン	×
ゾテピン	C1	4	200～400mg	ロドピン	×
ベラパミル	D	5	480mg	ワソラン	×
ラモトリギン	E	−	50～200mg	ラミクタール	×
トピラマート	E	−	200～600mg	トピナ	×
ガバペンチン	E	−	900～3600mg	ガバペン	×
Tiagabine	F	−	20～40mg	−	−
プレガバリン	F	−	1800mg	リリカ	×
ECT	C1	4	治療抵抗性躁病および特別な問題（例：妊娠時における代替選択肢）の治療のために確保	−	−
rTMS	E	−		−	−

1) 同時に長期治療が考慮される場合には，リチウムのRGは「1」となる。
2) オランザピンの固定用量20mgは，中等症から重症の躁病女性で有意な抗躁作用を示すのに十分であった（Bechら，2006）。しかし，女性は男性と比べて有意に高いオランザピンの血中濃度に達する（Kellyら，1999，2006）。このことは，中等症から重症の躁病男性では，より高用量が必要なことを意味する可能性がある（GoodwinとJamison，2007）。
3) バルプロ酸は，出産適齢期の女性では第一選択治療（RG「1」）としては推奨されない。
4) ZiprasidoneのRGは，規制当局の命令による使用制限がある国では「2」となる。

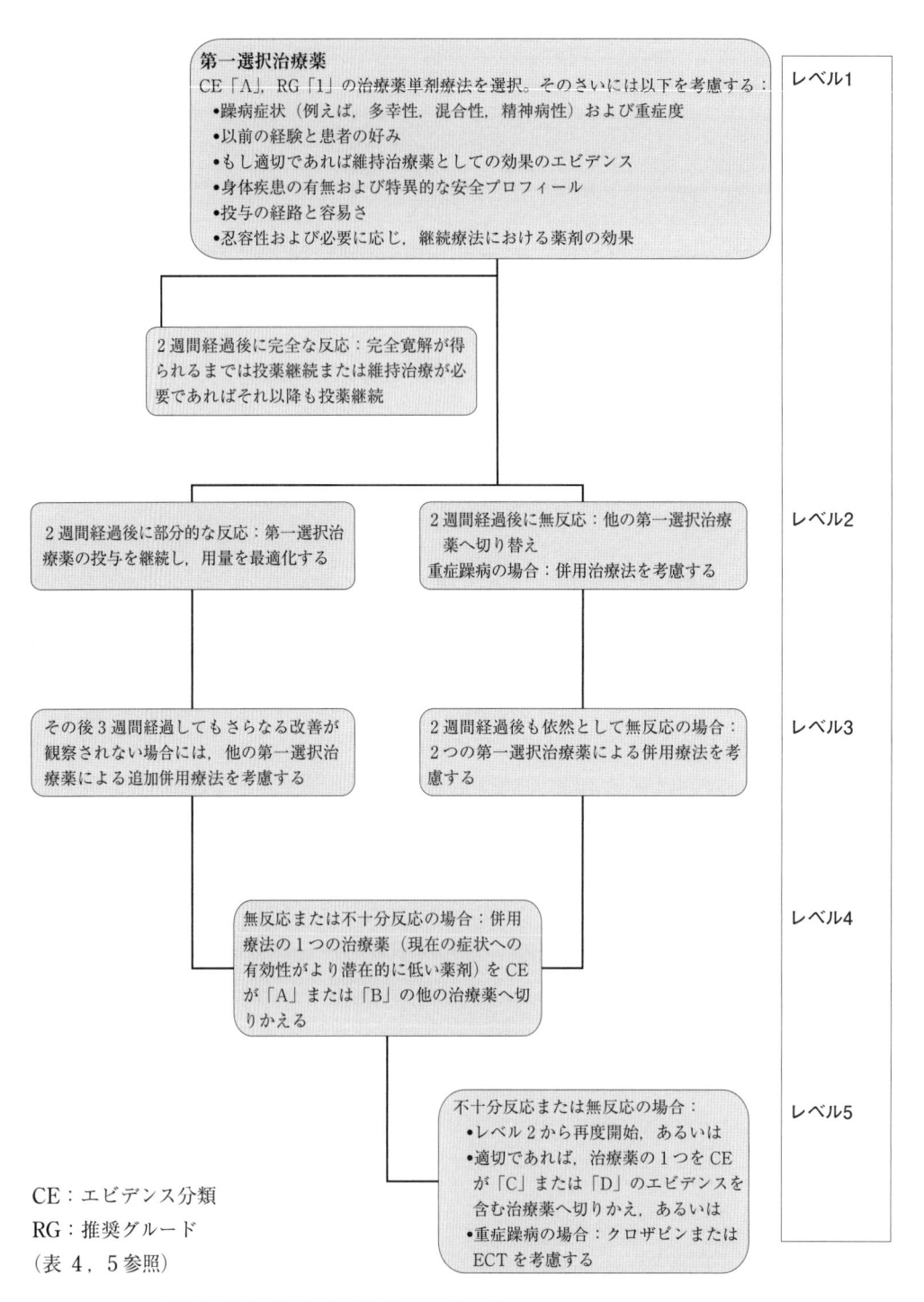

40　双極性障害の生物学的治療ガイドライン：躁病急性期の治療

レベル1

第一選択治療薬
CE「A」，RG「1」の治療薬単剤療法を選択。そのさいには以下を考慮する：
- 躁病症状（例えば，多幸性，混合性，精神病性）および重症度
- 以前の経験と患者の好み
- もし適切であれば維持治療薬としての効果のエビデンス
- 身体疾患の有無および特異的な安全プロフィール
- 投与の経路と容易さ
- 忍容性および必要に応じ，継続療法における薬剤の効果

2週間経過後に完全な反応：完全寛解が得られるまでは投薬継続または維持治療が必要であればそれ以降も投薬継続

レベル2

2週間経過後に部分的な反応：第一選択治療薬の投与を継続し，用量を最適化する

2週間経過後に無反応：他の第一選択治療薬へ切り替え
重症躁病の場合：併用治療法を考慮する

レベル3

その後3週間経過してもさらなる改善が観察されない場合には，他の第一選択治療薬による追加併用療法を考慮する

2週間経過後も依然として無反応の場合：2つの第一選択治療薬による併用療法を考慮する

レベル4

無反応または不十分反応の場合：併用療法の1つの治療薬（現在の症状への有効性がより潜在的に低い薬剤）をCEが「A」または「B」の他の治療薬へ切りかえる

レベル5

不十分反応または無反応の場合：
- レベル2から再度開始，あるいは
- 適切であれば，治療薬の1つをCEが「C」または「D」のエビデンスを含む治療薬へ切りかえ，あるいは
- 重症躁病の場合：クロザピンまたはECTを考慮する

CE：エビデンス分類
RG：推奨グレード
（表 4，5参照）

図1　WFSBP特別委員会が提案する治療アルゴリズム

あったり，または部分的反応しかもたらさなかったりした場合には，薬剤の変更または修正までに臨床医がどれだけの期間を待つべきかは明確ではない。比較試験では，成功する被験薬のほとんどが1週間以内にプラセボとの差を示し始める。実薬またはプラセボへの早い段階での部分的な反応によって，その後の試験のエンドポイントでの反応が予見できる（Pappadopulos ら，2008）。しかし，さまざまな反応パターンの詳細な解析は，現時点では未だ入手不能である。反応は，漸増投与を必要とするいくつかの薬剤（例えば，リチウムおよびクエチアピン），またはより低用量で用いられる薬剤〔例えば，Tohen ら（1999）による最初のオランザピンの単剤療法試験〕の場合には，遅延する可能性がある。その一方で，躁病急性期は，患者とその関係者すべてにとって大きな負担となるため，臨床医は薬剤の潜在能力が出尽くすほどまで，あまり長い間待つことを望まないかもしれない。したがって特別委員会は，確かなエビデンスのない場合には，1治療期間を2週間以上継続すべきではないと推奨している。そして，例えば2週間が経過した後の不十分反応例への取り組みについても，エビデンスよりも，むしろ専門家の意見と臨床経験とにより強く基づくものとなる。特別委員会は，完全な反応，部分的反応，または無反応を基礎にして，最初の抗躁治療の継続または中止を決定すべきであると提案する（図1）。しかし，部分的にしか十分とはいえない治療に対して，それを別の治療に置き換えるか，あるいは別の治療を併用するかという疑問は，未だ解決されていない。後者のアプローチは，作用を最大化する可能性があることから正当化され得る。なぜなら，推定される相乗効果以外にも，第一選択の薬剤が，最初の2週間が経過した時点では不十分であっても，時間の経過とともにそれ自体として作用する見込みは依然としてあるかもしれないからである。前者のアプローチは，忍容性の観点および適切な単剤の維持療法を促進する観点から正当化され得る。決定および記録するにあたっては，YMRSのような標準化された評価尺度を用いることが奨励される。臨床試験では通常，YMRS，MRS，またはMASでの50％の得点減少を反応の基準として用いている（GoodwinとJamison，2007）。しかし，臨床における判断のためには，部分的反応に応じたより詳細な区分けが有用となるであろう（Tohen ら，2009a）。

● 単剤療法か？　併用療法か？

　現実には，躁病急性期の患者のうちで単剤療法を受けている割合は10％以下で，躁病急性期の患者が服用している治療薬の数は平均すると約3剤である（Wolfsperger ら，

2007)。臨床におけるルーチンは，双極性障害患者においては多剤併用をベースにしているように思われる（Linら，2006；Ghaemiら，2006；Wolfspergerら，2007；PehとTay，2008）。このことは，臨床試験で選択された症状と比較するさいの，経過観察症例の扱いの難しさを明確に示している。すなわち，経過観察患者コホートの症例のうちでランダム化比較試験への組み入れ基準をすべて満たすのは20％以下である（Lichtら，1997）。修飾因子の多くは，合併疾患および疾患の重症度である。この多剤併用の臨床的慣習と一致する結果が，ランダム化比較試験にみられる（Tohenら，2002；Sachsら，2002；Sachsら，2004；Vietaら，2009c）。リチウムまたはバルプロ酸による治療にもかかわらず遷延性躁病症状を呈する患者において，抗精神病薬の追加投与がリチウムまたはバルプロ酸のみの単剤継続投与と比べてより大きな比率で急性期効果を示した。しかし，これらの試験から得られる臨床情報は限られている。第一に，リチウムまたはバルプロ酸の急性期抗躁治療に不十分な反応しか示さない対象患者と，予防的治療の継続中に起こった躁転に悩まされる対象患者との区別がないことである。第二に，不十分な反応に関する，明確で妥当な定義および評価が，しばしば欠如していることである。また，抗精神病薬およびリチウム（またはバルプロ酸）が治療開始時から併用されることが，抗精神病薬，リチウム，またはバルプロ酸の単独投与よりも優れるか否かという重要な臨床的疑問に至っては，非常に限られたデータしかない。現在，リスペリドンの臨床試験（Sachsら，2002）のみが，そのような情報をある程度提供しており，治療開始時からの併用がリチウムまたはバルプロ酸単剤よりも優れてはいなかったことを示唆している。とはいうものの，Müller-Oerlinghausenら（2000）は，重症患者たちの多くがおそらく当初から併用療法を受けていたと思われる集団において，バルプロ酸の定型抗精神病薬（多くはハロペリドール）への追加併用が抗精神病薬の単剤投与をしのぐことを示した。

　併用療法のより大きな効果は，Smithら（2007a）のメタ解析によっても裏づけられている。適格とされる8つの追加併用試験が組み入れられ，対象症例数は合計1124例であった。リチウムまたはバルプロ酸の単剤療法群と比べて，ハロペリドール，オランザピン，リスペリドン，およびクエチアピン併用療法群で，YMRS得点の有意な減少が示された。併用された非定型抗精神病薬の平均得点における蓄積された差（pooled difference）は4.41（95％ CI：2.74，6.07）であった。さらに，反応基準〔YMRSス得点の少なくとも50％の減少，RR 1.53（1.31，1.80）〕を満たした症例は併用療法に有意に多かった。しかし，このメタ解析においても，不十分反応の患者における開始時からの併用試験と追加併用試験とを混合している。

　すべてを総合すると，併用療法を一般的な第一選択治療として支持するための十分に

明確なエビデンスは存在しない。さらに，安全性と実用性の問題を考えれば，与えられた治療薬の使用可能な用量範囲を最大限に活用する単剤療法が，第一選択アプローチとして明確に支持されるであろう。併用療法は，より頻度の高い，あるいはより重篤な副作用と潜在的に関連し（Smith ら，2007a；Vieta ら，2008），患者を潜在的に不必要なリスクにさらし，治療同盟を損ないかねない。最近公表されたあるガイドライン（Yatham ら，2006）は，併用療法を（躁病の特別な重症度に限定せずに）第一選択の候補の1つとして推奨している。しかし，WFSBP 特別委員会では，副作用と医学的リスクを最小限にとどめるために，臨床医に対しては，併用療法へと切りかえる前に念入りに選択した単剤療法を最大限に活用することこそが奨励されるべきだと考えている。単剤療法は，少なくとも軽症および中等症の躁病では第一選択とするべきである。併用療法は，特定の組み合わせでは潜在的により有効なことが実証されたとはいえ（非定型抗精神病薬＋リチウムまたはバルプロ酸 対 リチウムまたはバルプロ酸単剤），重症の躁病のために，または軽症や中等症の躁病における（無効であった場合の）治療薬の切りかえの次のステップとして確保しておくべきである。

抗躁薬どうしの比較結果

　抗躁薬どうしを互いに直接比較した試験は，依然として数が少ない。とくに，異なる非定型薬どうしの比較では，例外的にオランザピン対リスペリドン（Perlis ら，2006a）があるのみである。他の試験は，結論が不確定なもの〔オランザピン－バルプロ酸（Zajecka ら，2002；Tohen ら，2003b；Tohen ら，2009b），アリピプラゾール－ハロペリドール（Vieta ら，2005a）〕，被験薬と対照薬を比較するための検定力が備わっていないもの，または適切な統計学的比較が行われていないもの〔対照薬にリチウムを用いた種々の試験，またはオランザピンを対照薬に用いた asenapine の試験（Hirschfeld ら，2007）〕などである。例外は，ハロペリドールが躁病急性期の短期治療で，オランザピンよりも強力であることを示した試験（Tohen ら，2003a），クエチアピンよりも強力であることを示した試験（McIntyre ら，2005），そしてアリピプラゾールよりも強力であることを示した試験（Young ら，2009）（Scherk ら，2007 も参照）である。しかし，非定型薬を比較したメタ解析（Perlis ら，2006b）では，著明な効果の差を示唆する結果は得られなかった。
　ハロペリドールは，いくつかの非定型薬よりも強力である可能性はあるものの，依然

としてRGは「2」の治療薬である。その理由は，高用量での定型抗精神病薬の使用は非経口投与が唯一の選択となる緊急事態に限定されるべきであり，また遅発性ジスキネジア（TD）のリスクを避けるために，投与は最長で数週間に限定されるべき（Kasperら，2006）であるからである。双極性障害患者ではTDの発生率が増加する可能性がある（Hamraら，1983；Mukherjeeら，1986；Kane，1999）。TDの病因は不明確なままであるが，ドパミン受容体が長期に遮断されることに起因するものと考えられている。D2受容体を高い割合で占有する非定型抗精神病薬については真のリスクは未だに確定されていないが，そのリスクは比較的低いとされている（Remington，2007）。非定型薬を導入する重要な意味合いは，重篤な錐体外路系副作用を誘発しないで抗精神病作用および抗躁作用の獲得が可能であるという点にある。このことは，特定の患者らにとっては，定型抗精神病薬の低用量が依然として非定型抗精神病薬に対する合理的な代替であることを意味する可能性がある（Geddesら，2000；Liebermanら，2005）。これは，統合失調症と同程度に躁病にもあてはまるかもしれない。この点に関しては，興奮した躁病患者においては，クロルプロマジンがリチウムよりも強力であったことも示されている（Prienら，1972）。

　以上を総合すると，第一選択治療を左右する主な要素は，以前の反応性，患者の好み，身体疾患や選択した薬剤と干渉する可能性のある併用薬を含めた安全性および忍容性プロフィール，投与経路，そして将来の維持治療の必要性である。

躁病のサブタイプ別になされる，治療への特別な配慮

不機嫌躁病および混合状態

　この2つの躁病症状は，1つの見出しの下に要約される。DSM-Ⅳによると，混合性とは，「躁病エピソードの診断基準とうつ病エピソードの診断基準（期間の基準を除く）を同時に満たすもの」とされている。不機嫌躁病については，「抑うつと不機嫌の特徴を多少伴う躁病で，大うつ病エピソードの基準を満たすほど十分に著明ではないかあるいは持続が不十分なもの」と述べられている（p.2「双極Ⅰ型障害における診断の問題」の項も参照）。発症は，双極Ⅰ型障害（Arnoldら，2000）および双極Ⅱ型障害（Suppesら，2005）ともに，男性より女性に多いとみられる。不機嫌（または混合性）躁病および混合状態はこれまで集中的一次研究および前方視的比較試験の対象ではな

かったため，薬剤の効果についてのエビデンスはわずかに限られ，薬剤どうしの優越性比較にいたってはさらに少ない。もう1つの問題は，混合状態において抗躁効果が示されたとしても，これは抑うつ症状でも効果があることを必ずしも意味するものではなく，さらにはそれが抑うつの中核症状に対する効果とはかけ離れている可能性があることである。実際に，通常の臨床試験に用いられるうつ病評価尺度は，躁病症状をもいくつか捕捉する。影響度の大きいバルプロ酸の効果に関する試験（Swann ら，1997），およびそれ以前のいくつかの試験（Himmelhoch と Garfinkel，1986；Secunda ら，1987）の両方の二次解析は，こうした患者にはリチウムはそれほど効果的ではない可能性があること，およびリチウムよりもバルプロ酸，カルバマゼピン，オランザピン，リスペリドンのほうがより有効な可能性があることを示している（Freeman ら，1992；Swann ら，1997；Goldberg と Harrow，1998；Tohen ら，2000；Benabarre ら，2001）。オランザピン（Baker ら，2003），ziprasidone（Vieta，2005；Greenberg と Citrome，2007），およびアリピプラゾール（Sachs ら，2006）に関する主要な第Ⅲ相臨床試験の事後解析によれば，混合状態および純粋な躁病への類似した効果が示された。対照的に，リスペリドンおよびカルバマゼピンのエビデンスは，ほとんどが非盲検試験に基づいている。効果の欠如に関する直接的なエビデンスはないものの，定型抗精神病薬の使用（とくに比較的高用量）は，不機嫌性または抑うつ性症状を増悪させる可能性があり，おそらく使用は避けるべきである（Whitlock と Evans，1978；Tohen ら，2003a）。

精神病性躁病

　精神病性躁病が双極性躁病の1つのサブタイプに指定されたのは最近のことである。二次性の誇大妄想――「精神病」の最も一般的な臨床症状――はむしろ重症度の1つのあらわれにより近いとみられるため，それが質的な差違に値するか否かははっきりしていない。その一方で，躁病では一級症状の発現もみられ，統合失調症との区別を混乱させている。「精神病性躁病」は，おそらく異なったものであるこれらの臨床症状を1つにまとめる診断名である。

　精神病性躁病は，これまで臨床試験でほとんど研究されてこなかったため，投薬に関する推奨は主として推論的な基準に基づいている。定型抗精神病薬――この場合はピモジドであるが――は Northwick Park functional psychosis study（Johnstone ら，1988）に示されるように，リチウムをしのぐ可能性がある（**CE** は「**B**」，**RG** は「**3**」）。しかし，このことは，これらの薬剤の抗精神病特性と直接的に関連するものでなく，精神病に通常伴っている重症の躁状態に，より効果的であることと関連する可能性がある（Licht，2006）。比較的古いガイドラインの中には，精神病症状がある場合には，リチウ

ムよりも抗てんかん薬を選択するもの（例えばKusumakarら，1997）や，治療開始の時点からバルプロ酸あるいはリチウムと抗精神病薬の併用を推奨するもの（McElroyら，1996b）がある。急性期精神病性躁病患者の症例において有効な2つの薬剤を用いたランダム化単回比較では，バルプロ酸とハロペリドールは同様に有効であった。この試験の限界は，非盲検デザインおよび小規模という点にあった〔(McElroyら，1996a)，**CE**は「**C1**」，**RG**は「**4**」〕。非定型抗精神病薬の登場とともに，単剤療法の選択肢は増える可能性があるが，あいまいさをなくした前方視的比較試験は依然として不足している。とはいうものの，オランザピン，リスペリドン，およびziprasidoneの第Ⅲ相臨床試験の事後解析は，精神病性躁病と非精神病性躁病との比較において，それぞれが同様の反応率を示した。

躁病の重症度

　最近の治療推奨は，躁病の第一選択治療として，ほとんど一様にリチウム，バルプロ酸（「気分安定薬」），あるいは非定型抗精神病薬の優先的使用を支持している。それにもかかわらず，定型抗精神病薬は依然として躁病患者に対して非常に広く用いられている（Tohenら，2001；Wolfspergerら，2007）。最も重症の躁病患者集団での公式な対照群のあるエビデンスは限られているにしても，EPSの回避に注意が払われている限り，この戦略は長い間の経験によって支持される。しかし，先に概要を記したように，ハロペリドールは忍容性の理由から，通常は第一選択治療薬として考慮されない。定型抗精神病薬のハロペリドールと非定型薬とを比較したランダム化試験では，組み入れ基準を満たしている限り，躁病の重症度を詳細には定めずに治療が実施され，さまざまな結果が生じた（Smulevichら，2005；McIntyreら，2005；Vietaら，2005a；Youngら，2009）。しかし，躁病入院患者の後方視的カルテ調査によって，定型抗精神病薬と比較して非定型抗精神病薬の優越性が示されたことは注目に値する（Letmaierら，2006）。

　躁病急性期の第一選択治療を決定するうえで，行動障害の重症度も重要な要因となることは明らかである。多くの治療アルゴリズムは，インフォームド・コンセントに対応可能な範囲内の中等症の躁病患者を対象とした比較試験に基づいている。実地臨床では，特定の薬剤を選択する第一の根拠は躁病の重症度と作用発現の速度である。躁病急性期の極度に興奮した患者あるいは暴力的な患者の救急治療において，定型抗精神病薬の使い道は依然としてあり（Ciprianiら，2006），その効果はリチウムをしのぎ（Prienら，1972；Garfinkelら，1980），いくつかの非定型薬をもしのいでいる（Scherkら，2007）。重度に躁病的でありながら服薬の意志がある患者には，バルプロ酸（Hirschfeldら，1999）あるいはカルバマゼピン（DoseとEmrich，1995）の負荷投与が代替となる

可能性がある。一方，リチウムの負荷投与は，効果的（Keck ら，2001）ではあるが，思いがけない過量投与のリスクの増加に関連する。重症躁病患者を対象とした最近の試験――例えばリスペリドンによるランダム化比較試験（Khanna ら，2005）――および事後サブグループ解析で重症躁病患者を対象とした他の非定型抗精神病薬のランダム化比較試験に関するものは，この患者群でのリスペリドン，ziprasidone，アリピプラゾール，およびオランザピンの有用性を支持している。クロザピンもまた，非盲検前方視的試験で，多幸性および不機嫌性の双方の治療抵抗性躁病への効果を示した（**CE は「C1」**）（Müller と Heipertz, 1977；Suppes ら，1992；Antonacci と Swartz, 1995；Calabrese ら，1996；Green ら，2000）。最後に，重度および妄想性躁病状態への電気けいれん療法の効果は，非常に数多くの症例集積研究により裏づけられている（**CE は「C1」**）（Grunze と Scharfetter, 2004）。

軽躁病

軽躁病はおそらく個々の患者が躁病を顕在発症する前兆として知られていて，その場合には，治療は躁病と同じでなければならない。一般的に，それ以外に軽躁病が新たな治療の開始点となることはない。患者がすでに抗躁薬による予防的治療を受けている場合に最も推奨されるのは，治療薬の血中濃度を調べ，その結果に応じて投与量を増量することである。患者が現時点で抗躁薬治療を受けていない場合には，適切な薬剤を治療に導入することが可能であるが，その薬剤は必要に応じ予防薬としても最適でなければならない。

軽症から中等症の躁病では，オランザピンとバルプロ酸の対照群ありのポジティブな結果が出ているが（Tohen ら，2009b），軽躁病にも応用可能であるか否かははっきりしない。さらに，軽躁病でのリスペリドンの有用性を支持する，対照群のないエビデンスがいくつかある（Vieta ら，2001）。将来的に予防がとくに計画されない場合には，バルプロ酸または非定型抗精神病薬の短期治療が最も優れた選択であろう（**CE は「C3」**）。バルプロ酸も非定型抗精神病薬もともに安全性プロフィールは良好で，また作用発現が比較的迅速で，その数日後に軽躁病が躁病へと発展する危険性を最小限にするからである。この観点から，不眠へも早期に介入することが重要である。なぜなら，不眠は顕在発症を引き起こす重要な要因となり得るからである。

軽躁病は，より重症の躁病状態とは対照的に，薬物療法と組み合わせた行動介入によっても，ある程度までは管理可能であろう。介入の中心は，例えば自然な睡眠覚醒サイクルの維持，ストレス回避，認知行動療法（CBT）からいくつかの要素など，デイリー・ルーチンの修正が主体となるであろう（Basco と Rush, 1996）。しかし，心理学

的介入については，躁病の比較試験において「プラセボ」介入との比較で効果を示したものはこれまでにない（GutierrezとScott, 2004）。双極性障害に対する精神療法の領域は，おおむね双極性うつ病と再発予防にとどまっている。

将来への展望

　躁病急性期の治療選択肢はここ数年でかなり充実し，新たな薬剤の開発は現在も進行中である。さらに，新薬開発の新たなターゲットが出現しつつある——プロテインキナーゼC阻害は，最近，有効な作用機序のエビデンスが得られているものの一例である。しかし，入手可能な治療薬が相当数に上ることを考慮すると，新たな薬剤が，有効な抗躁薬であること以外にも，何らかの追加的な便益を示すことは，将来的にはいっそう重要となるであろう。多くの臨床医は，躁病の再燃のみならず抑うつエピソードに対しても長期的予防効果が立証された抗躁薬を好むであろうし，さらには，より難題である抗うつ作用をもあわせもつ薬剤を好むであろう。抗躁効果のエビデンスのある薬剤の範囲が広がりつつある中で，合理的に処方を選択し継続していくうえで，精神科医も，患者と同じように，安全性，忍容性，および良好な長期的治療継続率のエビデンスを効果と対等に位置づけるであろう。同様に，徐放特性をもつ薬剤，または1日1回投与，あるいはその両方を可能にする剤型を選択することは，忍容性を改善し，処方された用量へのアドヒアランスをより容易にするであろう。競争の激しい分野では，こうした点を，今後の研究開発の中でこれまで以上に早期から考慮しなければならないであろう。「単なるもう1つの抗躁薬」では，臨床的に受け入れられるには不十分となるからである。さらに規制当局は，以前にも増して，既存薬と比べた新たな薬剤の利点は何かを問いただし，承認前の安全性試験に対して，さらに厳しい要求を課すであろう。新規の作用機序，およびそれと対をなす，少なくとも既存薬と同等以上に好ましいリスク対便益プロフィールは，将来の承認にとって，必須とはいわないまでも，望ましい2つの構成要素となるであろう。

　ほとんどのランダム化試験では，組み入れられる患者が高度に選択されているという事実から，以前に統合失調症において実施されたのと同様な方法で，方法論的にはより厳密な手法を用いつつ，非選択的母集団を対象にするような，大規模な前方視的試験を実施することも重要であると思われる。これにより，エビデンスの基礎が必ずしも改善されるものではないが，あるエビデンスに基づく治療が実地臨床においても有効である

ことへの信頼は増すであろう。同様に，第一段階の治療に無反応な患者への対処に関する問題を扱う体系的なデータも強く求められている。

● 結　論

　2003年に公表された初版を改訂したこのWFSBPガイドラインは，臨床医が躁病急性期の患者を治療するさいに行う選択を支援することを目的に編集された。この5年間で，評価の定まった薬剤の科学的エビデンスはかなり増えて，新たな治療薬も入手可能となった。本ガイドラインに記載した推奨は，可能な限り，ランダム化された対照群ありの二重盲検試験に基づいた。しかし，こうした試験は必ずしも臨床的現実を反映するものとはいえない。例えば，併存疾患をもち，自殺傾向があり，あるいは身体疾患のある患者らは除外されるなどの欠点を抱えている。このことは，実地臨床の中で，いくつかの治療薬に対する失望につながる可能性がある。したがって，こうしたガイドラインを遵守することは，個々の症例の良好な予後を保証するものではない。しかし，こうしたガイドラインは，教育を受けた精神科医がすべての情報源および入手可能な治療選択肢を考慮に入れたうえで個々の患者のための治療を計画するさいに，1つの有用な枠組みとなるであろう。

　　謝辞

　WFSBPウィーン・オフィスのMrs. Berenike Oppermannには，全般的かつ編集に関する助力に対して，格別の感謝を申し上げたい。

■ 主著者らの財務情報開示

　Heinz Grunze は過去3年間に，研究助成金，顧問料，および謝礼を Astra Zeneca, Bial, BMS, Eli Lilly, Glaxo-Smith Kline, Janssen-Cilag, Organon, Pfizer Inc, Sanofi-Aventis, Servier, UBC, および UCB Belgium から受領した。

　Eduard Vieta は過去3年間に，研究助成金，顧問料，および謝礼を Astra Zeneca, Bial, Bristol-Myers, Eli Lilly, Forest Research Institute, Glaxo-Smith Kline, Janssen-Cilag, Jazz, Lundbeck, Merck-Sharp and Dohme, Novartis, Organon, Otsuka, Pfizer Inc, Sanofi-Aventis, Servier, および UBC から受領した。

　Siegfried Kasper は過去3年間に，研究助成金，顧問料，および謝礼を Astra Zeneca, Bristol-Myers Squibb, CSC, Eli Lilly, GlaxoSmithKline, Janssen Pharmaceutica, Lundbeck, MSD, Novartis, Organon, Pierre Fabre, Pfizer, Schwabe, Sepracor, Servier, Wyeth から受領した。

　Guy Goodwin は過去3年間に，研究助成金，顧問料，および謝礼を Astra Zeneca, Bristol-Myers Squibb, Eisai, Eli Lilly, Lundbeck, P1Vital, Sanofi-Aventis, Servier, および Wyeth から受領した。

　Charles Bowden は過去3年間に，研究助成金，顧問料，および謝礼を Abbott Laboratories, Astra Zeneca, Bristol-Myers Squibb, Elan Pharmaceuticals, GlaxoSmithKline, Janssen, Lilly Research, National Institute of Mental Health, Parke Davis, Pfizer, R.W. Johnson Pharmaceutical Institute, Sanofi Synthelabo, Smith Kline Beecham, Stanley Medical Research Foundation, および UCB Pharma, Inc. から受領した。

　Rasmus W. Licht は過去3年間に，研究助成金，顧問料，および謝礼を Astra Zeneca, Bristol-Myers Squibb, Eli Lilly, GlaxoSmithKline, Janssen Cilag, Sanofi-Adventis から受領した。

　Hans-Jürgen Möller は過去に，研究助成金，顧問料，および謝礼を Astra Zeneca, Bristol-Myers Squibb, Eisai, Eli Lilly, GlaxoSmithKline, Janssen Cilag, Lundbeck, Merck, Novartis, Organon, Pfizer, Sanofi-Aventis, Sepracor, Servier, および Wyeth から受領した。

文　献

Ader M, Kim SP, Catalano KJ, Ionut V, Hucking K, Richey JM, et al. 2005. Metabolic dysregulation with atypical antipsychotics occurs in the absence of underlying disease: a placebo-controlled study of olanzapine and risperidone in dogs. Diabetes 54:862-871.

Adler LW. 1986. Mixed bipolar disorder responsive to lithium and clonazepam. J Clin Psychiatry 47:49-50.

Allen MH, Hirschfeld RM, Wozniak PJ, Baker JD, Bowden CL. 2006. Linear relationship of valproate serum concentration to response and optimal serum levels for acute mania. Am J Psychiatry 163:272-275.

Amann B, Sterr A, Mergl R, Dittmann S, Seemuller F, Dobmeier M, et al. 2005. Zotepine loading in acute and severely manic patients: a pilot study. Bipolar Disord 7:471-476.

Amann B, Sterr A, Vieta E, Stampfer R, Walden J, Grunze H. 2006. An exploratory open trial on safety and efficacy of the anticonvulsant retigabine in acute manic patients. J Clin Psychopharmacol 26:534-536.

American Psychiatric Association. 1994. Diagnostic and statistical manual of mental disorders. 4th revised ed. Washington, DC: American Psychiatric Press.

Anand A, BukhariL, Jennings SA, Lee C, Kamat M, Shekhar A, et al. 2005. A preliminary open-label study of zonisamide treatment for bipolar depression in 10 patients. J Clin Psychiatry 66:195-198.

Anderson J. 2000. On variability of effects for a metaanalysis of rheumatoid arthritis radiographic progression. J Rheumatol 27:540-542.

Angst J. 1995. Epidemiologie du spectre bipolaire. Encephale 21:37-42.

Angst J. 2004. Bipolar disorder - a seriously underestimated health burden. Eur Arch Psychiatry Clin Neurosci 254:59-60.

Angst J. 2006. Do many patients with depression suffer from bipolar disorder? Can J Psychiatry 51:3-5.

Antonacci DJ, Swartz CM. 1995. Clozapine treatment of euphoric mania. Ann Clin Psychiatry 7:203-206.

Arnold LM, McElroy SL, Keck PE. 2000. The role of gender in mixed mania. Compr Psychiatry 41:83-87.

Baker RW, Tohen M, Fawcett J, Risser RC, Schuh LM, Brown E, et al. 2003. Acute dysphoric mania: treatment response to olanzapine versus placebo. J Clin Psychopharmacol 23:132-137.

Baker RW, Brown E, Akiskal HS, Calabrese JR, Ketter TA, Schuh LM, et al. 2004. Efficacy of olanzapine combined with valproate or lithium in the treatment of dysphoric mania. Br J Psychiatry 185:472-478.

Ballenger JC, Post RM. 1980. Carbamazepine in manic-depressive illness: a new treatment. Am J Psychiatry 137:782-790.

Bandelow B, Zohar J, Hollander E, Kasper S, Moller HJ, Zohar J, et al. 2008. World Federation of Societies of Biological Psychiatry (WFSBP) guidelines for the pharmacological treatment of anxiety, obsessive-compulsive and post-traumatic stress disorders - first revision. World J Biol Psychiatry 9:248-312.

Barekatain M, Jahangard L, Haghighi M, Ranjkesh F. 2008. Bifrontal versus bitemporal electroconvulsive therapy in severe manic patients. JECT 24:199-202.

Basco MR, Rush AJ. 1996. Cognitive behavioral therapy for bipolar disorder. New York: Guildford Press.

Baumann P, Hiemke C, Ulrich S, Eckermann G, Gaertner I, Kuss HJ, et al. 2004. The AGNP-TDM expert group consensus guidelines: therapeutic drug monitoring in psychiatry. Pharmacopsychiatry 37:243–265.

Bech P, Gex-Fabry M, Aubry JM, Favre S, Bertschy G. 2006. Olanzapine plasma level in relation to antimanic effect in the acute therapy of manic states. Nord J Psychiatry 60:181–182.

Benabarre A, Vieta E, Colom F, Martinez A, Reinares M, Corbella B. 2001. Treatment of mixed mania with risperidone and mood stabilizers. Can J Psychiatry 46:866–867.

Benazzi F. 2007. Bipolar II disorder: epidemiology, diagnosis and management. CNS Drugs 21:727–740.

Berk M, Ichim L, Brook S. 1999. Olanzapine compared to lithium in mania: A double-blind randomized controlled trial. Int Clin Psychopharmacol 14:339–343.

Black DW, Winokur G, Nasrallah A. 1987. Treatment of mania: a naturalistic study of electroconvulsive therapy versus lithium in 438 patients. J Clin Psychiatry 48:132–139.

Bottai T, Hue B, Hillaire-Buys D, Barbe A, Alric R, Pouget R, et al. 1995. Clonazepam in acute mania: time-blind evaluation of clinical response and concentrations in plasma. J Affect Disord 36:21–27.

Bowden C, Gogus A, Grunze H, Haggstrom L, Rybakowski J, Vieta E. 2008. A 12-week, open, randomized trial comparing sodium valproate to lithium in patients with bipolar I disorder suffering from a manic episode. Int Clin Psychopharmacol 23:254–262.

Bowden CL, Singh V. 2005. Valproate in bipolar disorder: 2000 onwards. Acta Psychiatr Scand Suppl 13–20.

Bowden CL, Brugger AM, Swann AC, Calabrese JR, Janicak PG, Petty F, et al. 1994. Efficacy of divalproex vs. lithium and placebo in the treatment of mania. The Depakote Mania Study Group. J Am Med Assoc 271:918–924.

Bowden CL, Grunze H, Mullen J, Brecher M, Paulsson B, Jones M, et al. 2005. A Randomized, double-blind, placebo-controlled efficacy and safety study of quetiapine or lithium as monotherapy for mania in bipolar disorder. J Clin Psychiatry 66:111–121.

Bowden CL, Swann AC, Calabrese JR, Rubenfaer LM, Wozniak PJ, Collins MA, et al. 2006. A randomized, placebo-controlled, multicenter study of divalproex sodium extended release in the treatment of acute mania. J Clin Psychiatry 67:1501–1510.

Bradwejn J, Shriqui C, Koszycki D, Meterissian G. 1990. Double-blind comparison of the effects of clonazepam and lorazepam in acute mania. J Clin Psychopharmacol 10:403–408.

Brown D, Silverstone T, Cookson J. 1989. Carbamazepine compared to haloperidol in acute mania. Int Clin Psychopharmacol 4:229–238.

Brunet G, Cerlich B, Robert P, Dumas S, Souetre E, Darcourt G. 1990. Open trial of a calcium antagonist, nimodipine, in acute mania. Clin Neuropharmacol 13:224–228.

Calabrese JR, Kimmel SE, Woyshville MJ, Rapport DJ, Faust CJ, Thompson PA, et al. 1996. Clozapine for treatment-refractory mania. Am J Psychiatry 153:759–764.

Calabrese JR, Keck PE Jr, Macfadden W, Minkwitz M, Ketter TA, Weisler RH, et al. 2005. A randomized, double-blind, placebo-controlled trial of quetiapine in the treatment of bipolar I or II depression. Am J Psychiatry 162:1351–1360.

Calabrese JR, Cohen M, Zhao J, Panagides J. 2008. Efficacy and safety of asenapine as adjunctive treatment for acute mania associated with bipolar disorder. Proceedings of the 161th APA Conference, Washington, DC, May 3-8.

Chou JC, Czobor P, Charles O, Tuma I, Winsberg B, Allen MH, et al. 1999. Acute mania: haloperidol dose and augmentation with lithium or lorazepam. J Clin Psychopharmacol 19:500-505.

Chouinard G. 1987. Clonazepam in acute and maintenance treatment of bipolar affective disorder. J Clin Psychiatry 48(Suppl):29-37.

Chouinard G, Young SN, Annable L. 1983. Antimanic effect of clonazepam. Biol Psychiatry 18:451-466.

Chouinard G, Annable L, Turnier L, Holobow N, Szkrumelak N. 1993. A double-blind randomized clinical trial of rapid tranquilization with I. M. clonazepam and I. M. haloperidol in agitated psychotic patients with manic symptoms. Can J Psychiatry 38(Suppl 4):114-121.

Cipriani A, Rendell JM, Geddes JR. 2006. Haloperidol alone or in combination for acute mania. Cochrane Database Syst Rev 3: CD004362.

Clark HM, Berk M, Brook S. 1997. A randomized controlled single blind study of the efficacy of clonazepam and lithium in the treatment of acute mania. Hum Psychopharmacol 12:325-328.

Cookson JC, Silverstone T, Wells B. 1980. A double-blind controlled study of pimozide versus chlorpromazine in mania. Psychopharmacol Bull 16:38-41.

Cutler AJ, Datto C, Nordenhem A, Dettore B, Acevedo L, Darko D. 2008. Effectiveness of extended release formulation of quetiapine as montherapy for the treatment of acute bipolar mania (trial D144CC00004). Int J Neuropsychopharmacol 11 (Suppl 1):184.

De Marcos FA, Ghizoni E, Kobayashi E, Li LM, Cendes F. 2003. Cerebellar volume and long-term use of phenytoin. Seizure 12:312-315.

DelBello MP, Schwiers ML, Rosenberg HL, Strakowski SM. 2002. Adouble-blind, randomized, placebo-controlled study of quetiapine as adjunctive treatment for adolescent mania. J Am Acad Child Adolesc Psychiatry 41:1216-1223.

DelBello MP, Kowatch RA, Adler CM, Stanford KE, Welge JA, Barzman DH, et al. 2006. A double-blind randomized pilot study comparing quetiapine and divalproex for adolescent mania. J Am Acad Child Adolesc Psychiatry 45:305-313.

Desarkar P, Das B, Sinha VK. 2007. Adjuvant levetiracetam in adolescent mania. J Clin Psychopharmacol 27:215-216.

Dose M, Emrich HM. 1995. Acute mania: Practical therapeutic guidelines. CNS Drugs 3:427-435.

Dubovsky SL, Franks RD, Allen S, Murphy J. 1986. Calcium antagonists in mania: a double-blind study of verapamil. Psychiatry Res 18:309-320.

Edwards R, Stephenson U, Flewett T.1991. Clonazepam in acute mania: a double blind trial. Aust NZ J Psychiatry 25:238-242.

Elphick M. 1985. An open clinical trial of carbamazepine in treatment-resistant bipolar and schizo-affective psychotics. Br J Psychiatry 147:198-200.

Emrich HM, Dose M, von Zerssen D. 1985. The use of sodium valproate, carbamazepine and oxcarbazepine in patients with affective disorders. J Affect Disord 8:243-250.

Emrich HM, von Zerssen D, Kissling W, Möller H-J, Windorfer A. 1980. Effect of sodium valproate on mania. The GABA-hypothesis of affective disorders. Arch Psychiatr Nervenkr 229:1-16.

Endicott J, Spitzer RL. 1978. A diagnostic interview: the schedule for affective disorders and schizophrenia. Arch Gen Psychiatry 35:837-844.

Fountoulakis KN, Vieta E, Sanchez-Moreno J, Kaprinis SG, Goikolea JM, Kaprinis GS. 2005. Treatment guidelines for bipolar disorder: a critical review. J Affect Disord 86:1-10.

Franciosi LP, Kasper S, Garber AJ, Johnson DL, Krauss RM, Marder SR, et al. 2005. Advancing the treatment of people with mental illness: a call to action in the management of metabolic issues. J Clin Psychiatry 66:790-798.

Freeman TW, Clothier JL, Pazzaglia P, Lesem MD, Swann AC. 1992. A double-blind comparison of valproate and lithium in the treatment of acute mania. Am J Psychiatry 149:108-111.

Frye MA, Ketter TA, Altshuler LL, Denicoff K, Dunn RT, Kimbrell TA, et al. 1998. Clozapine in bipolar disorder: treatment implications for other atypical antipsychotics. J Affect Disord 48:91-104.

Gajwani P, Forsthoff A, Muzina D, Amann B, Gao K, Elhaj O, et al. 2005. Antiepileptic drugs in mood-disordered patients. Epilepsia 46 (Suppl 4):38-44.

Garfinkel PE, Stancer HC, Persad E. 1980. A comparison of haloperidol, lithium carbonate and their combination in the treatment of mania. J Affect Disord 2:279-288.

Geddes J, Freemantle N, Harrison P, Bebbington P. 2000. Atypical antipsychotics in the treatment of schizophrenia: systematic overview and meta-regression analysis. Br Med J 321:1371-1376.

Ghaemi SN, Hsu DJ, Thase ME, Wisniewski SR, Nierenberg AA, Miyahara S, et al. 2006. Pharmacological treatment patterns at study entry for the first 500 STEP-BD participants. Psychiatr Serv 57:660-665.

Goldberg JF, Burdick KE. 2002. Levetiracetam for acute mania. Am J Psychiatry 159:148.

Goldberg JF, Harrow M. 1998. Which unipolar depressives are really bipolar? APA Annual Meeting Abstracts 151:29.

Goldberg JF, Harrow M, Whiteside JE. 2001. Risk for bipolar illness in patients initially hospitalized for unipolar depression. Am J Psychiatry 158:1265-1270.

Goldsmith DR, Wagstaff AJ, Ibbotson T, Perry CM. 2003. Lamotrigine: a review of its use in bipolar disorder. Drugs 63:2029-2050.

Goncalves N, Stoll K-D. 1985. Carbamazepin bei manischen Syndromen. Eine kontrollierte Doppelblind-Studie. Nervenarzt 56:43-47.

Goodwin FK, Jamison KR. 2007. Manic-depressive illness. 2nd ed. New York: Oxford University Press.

Goodwin GM. 1994. Recurrence of mania after lithium withdrawal. Implications for the use of lithium in the treatment of bipolar affective disorder. Br J Psychiatry 164:149-152.

Goodwin GM, Anderson I, Arango C, Bowden CL, Henry C, Mitchell PB, Nolen WA, Vieta E, Wittchen HU. 2008. ECNP consensus meeting. Bipolar Depression. Nice, March 2007. Eur Neuropsychopharmacol 18:535-549.

Gouliaev G, Licht RW, Vestergaard P, Merinder L, Lund H, Bjerre L. 1996. Treatment of manic episodes: zuclopenthixol and clonazepam versus lithium and clonazepam. Acta Psychiatr Scand 93:119-124.

Green AI, Tohen M, Patel JK, Banov M, DuRand C, Berman I, et al. 2000. Clozapine in the treatment of refractory psychotic mania. Am J Psychiatry 157:982-986.

Greenberg WM, Citrome L. 2007. Ziprasidone for schizophrenia and bipolar disorder: a review of the clinical trials. CNS Drug Rev 13:137-177.

Grunze H. 2003. Lithium in the acute treatment of bipolar disorders-a stocktaking. Eur Arch Psychiatry Clin Neurosci 253:115-119.

Grunze H. 2006. Carbamazepine, Other anticonvulsants and augmenting agents. In: Akiskal HS, Tohen M, editors. Bipolar psychopharmacotherapy: Caring for the patient. London: John Wiley & Sons. p63-84.

Grunze H, Scharfetter J. 2004. Elektrokonvulsionstherapie der manischen Episode im Rahmen einer bipolaren affektiven Störung. In: Baghai T, Frey R, Kasper S, Möller H-J, editors. Klinische und wissenschaftliche Aspekte der Elektrokonvulsionstherapie. Wien: Springer.

Grunze H, Walden J. 2002. Relevance of new and newly rediscovered anticonvulsants for atypical forms of bipolar disorder. J Affect Disord 72(Suppl 1):15-21.

Grunze H, Erfurth A, Marcuse A, Amann B, Normann C, Walden J. 1998. Lack of antimanic efficacy of the GABA transporter 1 inhibitor tiagabine. Eur Neuropsychopharmacol 8(Suppl 2):195.

Grunze H, Erfurth A, Amann B, Giupponi G, Kammerer C, Walden J. 1999. Intravenous valproate loading in acutely manic and depressed bipolar I patients. J Clin Psychopharmacol 19:303-309.

Grunze H, Kasper S, Goodwin G, Bowden CL, Baldwin D, Licht RW, et al. 2002. The World Federation of Societies of Biological Psychiatry (WFSBP) Guidelines for the Biological Treatment of Bipolar Disorders. Part I: Treatment of Bipolar Depression. World J Biol Psychiatry 3:115-124.

Grunze H, Kasper S, Goodwin G, Bowden CL, Baldwin D, Licht RW, et al. 2003a. The World Federation of Societies of Biological Psychiatry (WFSBP) Guidelines for the Biological Treatment of Bipolar Disorders. Part II: Treatment of Mania. World J Biol Psychiatry 4:5-13.

Grunze H, Langosch J, Born C, Schaub G, Walden J. 2003b. Levetiracetam in the treatment of acute mania: an open add-on study with an on-off-on design. J Clin Psychiatry 64:781-784.

Grunze H, Kasper S, Goodwin G, Bowden CL, Möller H-J, WFSBP Task Force on Treatment Guidelines for Bipolar Disorders. 2004. The World Federation of Societies of Biological Psychiatry (WFSBP) Guidelines for the Biological Treatment of Bipolar Disorders. Part III: Maintenance treatment. World J Biol Psychiatry 5:120-135.

Gutierrez MJ, Scott J. 2004. Psychological treatment for bipolar disorders - a review of randomised controlled trials. Eur Arch Psychiatry Clin Neurosci 254:92-98.

Hah M, Hallmayer JF. 2008. Tamoxifen and mania: a double-blind, placebo-controlled trial. Curr Psychiatry Rep 10:200-201.

Hakkaart-van RL, Hoeijenbos MB, Regeer EJ, ten HM, Nolen WA, Veraart CP, et al. 2004. The societal costs and quality of life of patients suffering from bipolar disorder in the Netherlands. Acta Psychiatr Scand 110:383-392.

Hamra BJ, Nasrallah HA, Clancy J, Finn R.1983. Psychiatric diagnosis and risk for tardive dyskinesia. Arch Gen Psychiatry 40:346-347.

Harada T, Otsuki S. 1986. Antimanic effect of zotepine. Clin Ther 8:406-414.

Hayden EP, Nurnberger JI. 2006. Molecular genetics of bipolar disorder. Genes Brain Behav 5:85-95.

Heres S, Davis J, Maino K, Jetzinger E, Kissling W, Leucht S. 2006. Why olanzapine beats risperidone, risperidone beats quetiapine, and quetiapine beats olanzapine: an exploratory analysis of head-to-head comparison studies of second-generation antipsychotics. Am J Psychiatry 163:185-194.

Himmelhoch JM, Garfinkel ME. 1986. Sources of lithium resistance in mixed mania. Psychopharmacol Bull 22:613-620.

Hiremani RM, Thirthalli J, Tharayil BS, Gangadhar BN. 2008. Double-blind randomized controlled study comparing short-term efficacy of bifrontal and bitemporal electroconvulsive therapy in acute mania. Bipolar Disord 10:701-707.

Hirschfeld R, Panagides J, Alphs L, Cohen M, Lancaster S, Macek T. 2007. Asenapine in acute mania: a randomized, double-blind, placebo- and olanzapine-controlled trial (ARES 7501005). Bipolar Disord 9(Suppl 1):53.

Hirschfeld RM, Kasper S. 2004. A review of the evidence for carbamazepine and oxcarbazepine in the treatment of bipolar disorder. Int J Neuropsychopharmacol 7:507-522.

Hirschfeld RM, Allen MH, McEvoy JP, Keck PE Jr, Russell JM. 1999. Safety and tolerability of oral loading divalproex sodium in acutely manic bipolar patients. J Clin Psychiatry 60:815-818.

Hirschfeld RM, Baker JD, Wozniak P, Tracy K, Sommerville KW. 2003. The safety and early efficacy of oral-loaded divalproex versus standard-titration divalproex, lithium, olanzapine, and placebo in the treatment of acute mania associated with bipolar disorder. J Clin Psychiatry 64:841-846.

Hirschfeld RM, Keck PE Jr, Kramer M, Karcher K, Canuso C, Eerdekens M, et al. 2004. Rapid antimanic effect of risperidone monotherapy: a 3-week multicenter, double-blind, placebo-controlled trial. Am J Psychiatry 161:1057-1065.

Ichim L, Berk M, Brook S. 2000. Lamotrigine compared with lithium in mania: a double-blind randomized controlled trial. Ann Clin Psychiatry 12:5-10.

Janicak PG, Bresnahan DB, Sharma R, Davis JM, Comaty JE, Malinick C. 1988. A comparison of thiothixene with chlorpromazine in the treatment of mania. J Clin Psychopharmacol 8:33-37.

Janicak PG, Sharma R, Pandey G, Davis JM. 1998. Verapamil for the treatment of acute mania: a double-blind, placebo-controlled trial. Am J Psychiatry 155:972-973.

Johnson G, Gershon S, Burdock EI, Floyd A, Hekimian L. 1971. Comparative effects of lithium and chlorpromazine in the treatment of acute manic states. Br J Psychiatry 119:267-276.

Johnstone EC, Crow TJ, Frith CD, Owens DG. 1988. The Northwick Park "functional" psychosis study: diagnosis and treatment response. Lancet ii:119-125.

Jon DI, Bahk WM, Yoon BH, Shin YC, Cho HS, Lee E, Ha K, Kim W, Chung SK, Seo JS, Min KJ. 2008. Revised Korean medication algorithm for bipolar disorder. World J Biol Psychiatry 10:1-10.

Kanba S, Yagi G, Kamijima K, Suzuki T, Tajima O, Otaki J, et al. 1994. The first open study of zonisamide, a novel anticonvulsant, shows efficacy in mania. Prog Neuropsychopharmacol Biol Psychiatry 18:707-715.

Kane JM. 1999. Tardive dyskinesia in affective disorders. J Clin Psychiatry 60(Suppl5):43-47, discussion 48-49.

Kaptsan A, Yaroslavsky Y, Applebaum J, Belmaker RH, Grisaru N. 2003. Right prefrontal TMS versus sham treatment of mania: a controlled study. Bipolar Disord 5:36-39.

Karmacharya R, England ML, Ongur D. 2008. Delirious mania: clinical features and treatment response. J Affect Disord 109:312–316.

Kasper S, Agren H, Bourgeois ML, Cassano GB, Chengappa KN, Cookson J, et al. 2002. The BEAM panel. Clinical overview–Module 2: Recognizing bipolar disorder. Macclesfield, UK: Complete Medical Communications (CMC).

Kasper S, Lowry AJ, Hodge A, Bitter I, Dossenbach M. 2006. Tardive Dyskinesia: analysis of outpatients with schizophrenia from Africa and the Middle East, Asia, Central and Eastern Europe, and Latin America. Schizophr Res 81:139–143.

Keck PE, McElroy SL, Tugrul KC, Bennett JA. 1993. Valproate oral loading in the treatment of acute mania. J Clin Psychiatry 54:305–308.

Keck PE, McElroy SL, Strakowski SM, Soutullo CA. 2000. Antipsychotics in the treatment of mood disorders and risk of tardive dyskinesia. J Clin Psychiatry 61 (Suppl4):33–38.

Keck PE, Strakowski SM, Hawkins JM, Dunayevich E, Tugrul KC, Bennett JA, et al. 2001. A pilot study of rapid lithium administration in the treatment of acute mania. Bipolar Disord 3:68–72.

Keck PE, Bowden CL, Meinhold JM, Gyulai L, Prihoda TJ, Baker JD, Wozniak PJ. 2005. Relationship between serum valproate and lithium levels and efficacy and tolerability in bipolar maintenance therapy. Int J Psychiaty Clin Pract 9:271–277.

Keck PE, Calabrese JR, McQuade RD, Carson WH, Carlson BX, Rollin LM, et al. 2006. A randomized, double-blind, placebo-controlled 26-week trial of aripiprazole in recently manic patients with bipolar I disorder. J Clin Psychiatry 67:626–637.

Keck PE, Marcus R, Tourkodimitris S, Ali M, Liebeskind A, Saha A, Ingenito G. 2003a. A placebo-controlled, double-blind study of the efficacy and safety of aripiprazole in patients with acute bipolar mania. Am J Psychiatry 160:1651–1658.

Keck PE, Versiani M, Potkin S, West SA, Giller E, Ice K. 2003b. Ziprasidone in the treatment of acute bipolar mania: a three-week, placebo-controlled, double-blind, randomized trial. Am J Psychiatry160:741–748.

Keck PE, Versiani M, Potkin S, West SA, Giller E, Ice K. 2003c. Ziprasidone in the treatment of acute bipolar mania: a three-week, placebo-controlled, double-blind, randomized trial. Am J Psychiatry 160:741–748.

Keck PE, Sanchez R, Marcus R, Carson W, Rollin L, Iwamoto T, Stock E. 2004. Aripiprazole for relapse prevention in bipolar disorder in a 26-week trial. Proc APA Annu Meeting NR 796.

Keck PE, Sanchez R, Torbeyns A, Marcus RN, McQuade RD, Forbes A. 2007. Aripiprazole monotherapy in the treatment of acute bipolar I mania: a randomized, placebo- and lithium-controlled study. Program and abstracts of the 160th Annual Meeting of the American Psychiatric Association; May 19–24, 2007; San Diego, CA. New Research Poster 304.

Kelly DL, Conley RR, Tamminga CA. 1999. Differential olanzapine plasma concentrations by sex in a fixed-dose study. Schizophr Res 40:101–104.

Kelly DL, Richardson CM, Yu Y, Conley RR. 2006. Plasma concentrations of high-dose olanzapine in a double-blind crossover study. Hum Psychopharmacol 21:393–398.

Khanna S, Vieta E, Lyons B, Grossman F, Eerdekens M, Kramer M. 2005. Risperidone in the treatment of acute mania: double-blind, placebo-controlled study. Br J Psychiatry 187:229–234.

Khazaal Y, Tapparel S, Chatton A, Rothen S, Preisig M, Zullino D. 2007. Quetiapine dosage in bipolar disorder episodes and mixed states. Prog Neuropsychopharmacol Biol Psychiatry 31:727-730.

Klein DF, Oak G. 1967. Importance of psychiatric diagnosis in prediction of clinical drug effects. Arch Gen Psychiatry 16:118-126.

Klein E, Bental E, Lerer B, Belmaker RH. 1984. Carbamazepine and haloperidol v placebo and haloperidol in excited psychoses. A controlled study. Arch Gen Psychiatry 41:165-170.

Kulkarni J, Garland KA, Scaffidi A, Headey B, Anderson R, de Castella A, Fitzgerald P, et al. 2006. A pilot study of hormone modulation as a new treatment for mania in women with bipolar affective disorder. Psychoneuroendocrinology 31:543-547.

Kupka RW, Luckenbaugh DA, Post RM, Suppes T, Altshuler LL, Keck PE, et al. 2005. Comparison of rapid-cycling and non-rapid-cycling bipolar disorder based on prospective mood ratings in 539 outpatients. Am J Psychiatry 162:1273-1280.

Kushner SF, Khan A, Lane R, Olson WH. 2006. Topiramate monotherapy in the management of acute mania: results of four double-blind placebo-controlled trials. Bipolar Disord 8:15-27.

Kusumakar V, Yatham LN, Haslam DR, Parikh SV, Matte R, Silverstone PH, et al. 1997. Treatment of mania, mixed state, and rapid cycling. Can J Psychiatry 42(Suppl2):79-86.

Kyomen HH. 2006. The use of levetiracetam to decrease mania in elderly bipolar patients. Am J Geriatr Psychiatry 14:985.

Lambert PA, Venaud G. 1966. Utilisation de valpromide en therapeutique psychiatrique. L'encephale 8:367-373.

Lenox RH, Newhouse PA, Creelman WL, Whitaker TM. 1992. Adjunctive treatment of manic agitation with lorazepam versus haloperidol: a double-blind study. J Clin Psychiatry 53:47-52.

Lerer B, Moore N, Meyendorff E, Cho SR, Gershon S. 1987. Carbamazepine versus lithium in mania: a double-blind study. J Clin Psychiatry 48:89-93.

Letmaier M, Schreinzer D, Reinfried L, Glauninger G, Thierry N, Kapitany T, et al. 2006. Typical neuroleptics vs. atypical antipsychotics in the treatment of acute mania in a natural setting. Int J Neuropsychopharmacol 9:529-537.

Lexchin J, Light DW. 2006. Commercial influence and the content of medical journals. Br Med J 332:1444-1447.

Lexchin J, Bero LA, Djulbegovic B, Clark O. 2003. Pharmaceutical industry sponsorship and research outcome and quality: systematic review. Br Med J 326:1167-1170.

Licht RW. 2006. Lithium in the treatment of acute mania. In: Bauer M, Grof P, Müller-Oerlinghausen B, editors. Lithium in neuropsychiatry - the comprehensive guide. London: Informa Healthcare. p59-72.

Licht RW, Gouliaev G, Vestergaard P, Frydenberg M. 1997. Generalisability of results from randomised drug trials. A trial on antimanic treatment. Br J Psychiatry 170:264-267.

Licht RW, Bysted M, Christensen H. 2001. ICD-10 versus DSM-IV diagnostic criteria for bipolar mania: a clinical comparison. Bipolar Disord 3(Suppl):19-20.

Licht RW, Vestergaard P, Kessing LV, Larsen JK, Thomsen PH. 2003. Psychopharmacological treatment with lithium and antiepileptic drugs: suggested guidelines from the Danish Psychiatric Association and the Child and Adolescent Psychiatric

Association in Denmark. Acta Psychiatr Scand Suppl 1-22.

Lieberman JA, Stroup TS, McEvoy JP, Swartz MS, Rosenheck RA, Perkins DO, et al. 2005. Effectiveness of antipsychotic drugs in patients with chronic schizophrenia. New Engl J Med 353:1209-1223.

LimaL. 1991. Region-selective reduction of brain serotonin turnover rate and serotonin agonist-induced behavior in mice treated with clonazepam. Pharmacol Biochem Behav 39:671-676.

Lin D, Mok H, Yatham LN. 2006. Polytherapy in bipolar disorder. CNS Drugs 20:29-42.

Lusznat RM, Murphy DP, Nunn CM. 1988. Carbamazepine vs. lithium in the treatment and prophylaxis of mania. Br J Psychiatry 153:198-204.

Macritchie K, Geddes JR, Scott J, Haslam D, de Lima M, Goodwin G. 2003. Valproate for acute mood episodes in bipolar disorder. Cochrane Database Syst Rev CD004052.

Maina G, Albert U, Bellodi L, Colombo C, Faravelli C, Monteleone P, et al. 2007. Health-related quality of life in euthymic bipolar disorder patients: differences between bipolar I and II subtypes. J Clin Psychiatry 68:207-212.

McCabe MS, Norris B. 1977 ECT versus chlorpromazine in mania. Biol Psychiatry 12:245-254.

McCormack PL, Wiseman LR. 2004. Olanzapine: a review of its use in the management of bipolar I disorder. Drugs 64:2709-2726.

McElroy SL, Keck PE, Stanton SP, Tugrul KC, Bennett JA, Strakowski SM. 1996a. Arandomized comparison of divalproex oral loading versus haloperidol in the initial treatment of acute psychotic mania. J Clin Psychiatry 57:142-146.

McElroy SL, Keck PE, Strakowski SM. 1996b. Mania, psychosis, and antipsychotics. J Clin Psychiatry 57(Suppl3):14-26.

McElroy SL, Suppes T, Keck PE Jr, Black D, Frye MA, Altshuler LL, et al. 2005. Open-label adjunctive zonisamide in the treatment of bipolar disorders: a prospective trial. J Clin Psychiatry 66:617-624.

McIntyre RS, Mancini DA, Parikh S, Kennedy SH. 2001. Lithium revisited. Can J Psychiatry 46:322-327.

McIntyre RS, Brecher M, Paulsson B, Huizar K, Mullen J. 2005. Quetiapine or haloperidol as monotherapy for bipolar mania – a 12-week, double-blind, randomised, parallel-group, placebo-controlled trial. Eur Neuropsychopharmacol 15:573-585.

McIntyre RS, Soczynska JK, Woldeyohannes HO, Miranda A, Konarski JZ. 2007. Aripiprazole: pharmacology and evidence in bipolar disorder. Expert Opin Pharmacother 8:1001-1009.

McIntyre R, Hirschfeld R, Alphs L, Cohen M, Macek T, Panagides J. 2008a. Randomized, placebo-controlled studies of asenapine in the treatment of acute mania in bipolar I disorder(Ares 1004/1005). J Affect Disord 107(Suppl1):56.

McIntyre RS, Cohen M, Zhao J, Panagides J. 2008b. Double-blind extension studies of asenapine in patients with bipolar mania. Proceedings of the 161st APA Conference, Washington, DC, May 3-8, 2008.

Meehan K, Zhang F, David S, Tohen M, Janicak P, Small J, et al. 2001. A double-blind, randomized comparison of the efficacy and safety of intramuscular injections of olanzapine, lorazepam, or placebo in treating acutely agitated patients diagnosed with bipolar mania. J Clin Psychopharmacol 21: 389-397.

Merikangas KR, Akiskal HS, Angst J,

Greenberg PE, Hirschfeld RM, Petukhova M, et al. 2007. Lifetime and 12-month prevalence of bipolar spectrum disorder in the National Comorbidity Survey replication. Arch Gen Psychiatry 64:543–552.

Mishory A, Yaroslavsky Y, Bersudsky Y, Belmaker RH. 2000. Phenytoin as an antimanic anticonvulsant: a controlled study. Am J Psychiatry 157:463–465.

Morishita S, Aoki S. 1999. A trial of clonazepam treatment for manic-depressive psychoses. Nihon Shinkei Seishin Yakurigaku Zasshi 19:127–132.

Morrow J, Russell A, Guthrie E, Parsons L, Robertson I, Waddell R, et al. 2006. Malformation risks of antiepileptic drugs in pregnancy: a prospective study from the UK Epilepsy and Pregnancy Register. J Neurol Neurosurg Psychiatry 77:193–198.

Morselli P, Elgie R, Cesana B. 2004. GAMIAN-Europe/BEAM survey II: cross-national analysis of unemployment, family history, treatment satisfaction and impact of the bipolar disorder on life style. Bipolar Disord 6:487–497.

Mukherjee S, Rosen AM, Caracci G, Shukla S. 1986. Persistent tardive dyskinesia in bipolar patients. Arch Gen Psychiatry 43:342–346.

Mukherjee S, Sackeim HA, Schnur DB. 1994. Electroconvulsive therapy of acute manic episodes: a review of 50 years' experience. Am J Psychiatry 151:169–176.

Müller AA, Stoll K-D. 1984. Carbamazepine and oxcarbamazepine in the treatment of manic syndromes: studies in Germany. In: Emrich HM, Okuma T, Müller AA, editors. Anticonvulsants in affective disorders. Amsterdam: Excerpta medica p139–147.

Müller P, Heipertz R. 1977. Zur Behandlung manischer Psychosen mit Clozapin. Fortschr Neurol Psychiatr Grenzgeb 45:420–424.

Müller-Oerlinghausen B, Retzow A, Henn F, Giedke H, Walden J. 2000. Valproate as an adjunct to neuroleptic medication for the treatment of acute episodes of mania. A prospective, randomized, double-blind, placebo-controlled multicenter study. J Clin Psychopharmacol 20:195–203.

Nasrallah HA, Loebel AD, Murray SR, Batzar E. 2004. Lipid profile pre- and post-treatment in ziprasidone clinical trials. Proc APA Annual Meeting NR 387.

National Collaborating Centre for Mental Health. 2006. Bipolar disorder. The management of bipolar disorder in adults, children and adolescents, in primary and secondary care. CG38: NICE Guideline. Electronic Citation National Institute for Health and Clinical Excellence

Neve ME, Huyser J, Eshuis JH, Storosum JG. 2007. Electroconvulsive therapy in therapy-resistant mania. A case study. Tijdschr Psychiatr 49:851–854.

Niufan G, Tohen M, Qiuqing A, Fude Y, Pope E, McElroy H, et al. 2008. Olanzapine versus lithium in the acute treatment of bipolar mania: a double-blind, randomized, controlled trial. J Affect Disord 105:101–108.

Nolen WA, Kupka RW, Schulte PFJ, Knoppert-van der Klein EAM, Honig A, Reichart CG, et al. 2008. Richtlijn bipolaire stoornissen. 2 ed. Utrecht: De Tijdstrom Uitgeverij BV.

Okuma T, Kishimoto A, Inoue K, Matsumoto H, Ogura A. 1973. Anti-manic and prophylactic effects of carbamazepin (Tegretol) on manic depressive psychosis. A preliminary report. Folia Psychiatr Neurol Jpn 27:283–297.

Okuma T, Inanaga K, Otsuki S, SaraiK, Takahashi R, Hazama H, et al. 1979. Comparison of the antimanic efficacy of carbamazepine and chlorpromazine: a double-blind controlled study. Psychopharmacology 66:211-217.

Okuma T, Yamashita I, Takahashi R, Itoh H, Otsuki S, Watanabe S, et al. 1990. Comparison of the antimanic efficacy of carbamazepine and lithium carbonate by double-blind controlled study. Pharmacopsychiatry 23:143-150.

Pajonk FG, Schwertner AK, Seelig MA. 2006. Rapid dose titration of quetiapine for the treatment of acute schizophrenia and acute mania: a case series. J Psychopharmacol 20:119-124.

Pande AC. 1988. Clonazepam treatment of atypical bipolar disorder. Psychosomatics 29:333-335.

Pande AC, Crockatt JG, Janney CA, Werth JL, Tsaroucha G. 2000. Gabapentin in bipolar disorder: a placebo-controlled trial of adjunctive therapy. Gabapentin Bipolar Disorder Study Group. Bipolar Disord 2:249-255.

Pappadopulos E, Vieta E, Mandel F. 2008. Day 4 partial resonse to ziprasidone predicts later treatment response in patients with bipolar disorder. Eur Neuropsychopharmacol 18(Suppl4):443.

Peh AL, Tay LK. 2008. Demographical profile and clinical features of patients with bipolar disorder in an outpatient setting in Singapore. Singapore Med J 49:380-383.

Perlis RH. 2007. Use of treatment guidelines in clinical decision making in bipolar disorder: a pilot survey of clinicians. Curr Med Res Opin 23:467-475.

Perlis RH, Perlis CS, Wu Y, Hwang C, Joseph M, Nierenberg AA. 2005. Industry sponsorship and financial conflict of interest in the reporting of clinical trials in psychiatry. Am J Psychiatry 162:1957-1960.

Perlis RH, Baker RW, Zarate CA Jr, Brown EB, Schuh LM, Jamal HH, et al. 2006a. Olanzapine versus risperidone in the treatment of manic or mixed states in bipolar I disorder: a randomized, double-blind trial. J Clin Psychiatry 67:1747-1753.

Perlis RH, Welge JA, Vornik LA, Hirschfeld RM, Keck PE. 2006b. Atypical antipsychotics in the treatment of mania: a meta-analysis of randomized, placebo-controlled trials. J Clin Psychiatry 67:509-516.

Placidi GF, Lenzi A, Lazzerini F, Cassano GB, Akiskal HS. 1986. The comparative efficacy and safety of carbamazepine versus lithium: a randomized, double-blind 3-year trial in 83 patients. J Clin Psychiatry 47:490-494.

Platman SR. 1970. A comparison of lithium carbonate and chlorpromazine in mania. Am J Psychiatry 127:351-353.

Pope HG, McElroy SL, Keck PE, Hudson JI. 1991. Valproate in the treatment of acute mania. A placebo-controlled study. Arch Gen Psychiatry 48:62-68.

Popova E, Leighton C, Bernabarre A, Bernardo M, Vieta E. 2007. Oxcarbazepine in the treatment of bipolar and schizoaffective disorders. Expert Rev Neurother 7:617-626.

Post RM, Uhde TW, Roy-Byrne PP, Joffe RT. 1987. Correlates of antimanic response to carbamazepine. Psychiatry Res 21:71-83.

Potkin SG, Keck PE Jr, Segal S, Ice K, English P. 2005. Ziprasidone in acute bipolar mania: A 21-day randomized, double-blind, placebo-controlled replication trial. J Clin Psychopharmacol 25:301-310.

Prien RF, Caffey EM, Klett CJ. 1972. Comparison of lithium carbonate and chlorpromazine in the treatment of mania. Report of the Veterans Administration and National Institute of Mental Health Collaborative Study Group. Arch Gen Psychiatry 26:146-153.

Rasgon NL, Altshuler LL, Fairbanks L, Elman S,

Bitran J, Labarca R, et al. 2005. Reproductive function and risk for PCOS in women treated for bipolar disorder. Bipolar Disord 7:246-259.

Ray WA, Chung CP, Murray KT, Hall K, Stein CM. 2009. Atypical antipsychotic drugs and the risk of sudden cardiac death. New Engl J Med 360:225-235.

Regeer EJ, ten HM, Rosso ML, Hakkaart-van RL, Vollebergh W, Nolen WA. 2004. Prevalence of bipolar disorder in the general population: a Reappraisal Study of the Netherlands Mental Health Survey and Incidence Study. Acta Psychiatr Scand 110: 374-382.

Remington G. 2007. Tardive dyskinesia: eliminated, forgotten, or overshadowed? Curr Opin Psychiatry 20:131-137.

Rifkin A, Doddi S, Karajgi B, Borenstein M, Munne R. 1994. Dosage of haloperidol for mania. Br J Psychiatry 165:113-116.

Royal Australian and New Zealand College of Psychiatrists Clinical Practice Guidelines Team for Bipolar Disorder. 2004. Australian and New Zealand clinical practice guidelines for the treatment of bipolar disorder. Aust NZ J Psychiatry 38:280-305.

Runge C, Grunze H. 2004. Jährliche Krankheitskosten bipolarer Störungen in Deutschland. Nervenarzt 75:896-903.

Sachs G, Chengappa KN, Suppes T, Mullen JA, Brecher M, Devine NA, et al. 2004. Quetiapine with lithium ordivalproex for the treatment of bipolar mania: a randomized, double-blind, placebo-controlled study. Bipolar Disord 6:213-223.

Sachs G, Sanchez R, Marcus R, Stock E, McQuade R, Carson W, et al. 2006. Aripiprazole in the treatment of acute manic or mixed episodes in patients with bipolar I disorder: a 3-week placebo-controlled study. J Psychopharmacol 20:536-546.

Sachs GS, Grossman F, Ghaemi SN, Okamoto A, Bowden CL. 2002. Combination of a mood stabilizer with risperidone or haloperidol for treatment of acute mania: a double-blind, placebo-controlled comparison of efficacy and safety. Am J Psychiatry 159:1146-1154.

Sanford M, Scott LJ. 2008. Intramuscular aripiprazole: a review of its use in the management of agitation in schizophrenia and bipolar I disorder. CNS Drugs 22:335-352.

Scherk H, Pajonk FG, Leucht S. 2007. Second-generation antipsychotic agents in the treatment of acute mania: a systematic review and meta-analysis of randomized controlled trials. Arch Gen Psychiatry 64:442-455.

Schneck CD. 2002. Bipolar disorder in neurologic illness. Curr Treat Options Neurol 4:477-486.

Schneck CD, Miklowitz DJ, Miyahara S, Araga M, Wisniewski S, Gyulai L, et al.2008. The prospective course of rapid-cycling bipolar disorder: findings from the STEP-BD. Am J Psychiatry 165:370-377.

Schou M, Juel-Nielsen N, Strömgren E, Voldby H. 1954. The treatment of manic psychoses by the administration of lithium salts. J Neurol Neurosurg Psychiatry 17:250-260.

Secunda SK, Swann A, Katz MM, Koslow SH, Croughan J, Chang S. 1987. Diagnosis and treatment of mixed mania. Am J Psychiatry 144:96-98.

Segal J, Berk M, Brook S. 1998. Risperidone compared with both lithium and haloperidol in mania: a double-blind randomized controlled trial. Clin Neuropharmacol 21:176-180.

Shopsin B, Gershon S, Thompson H, Collins P. 1975. Psychoactive drugs in mania. A controlled comparison of lithium carbonate, chlorpromazine, and haloperidol. Arch Gen Psychiatry 32:34-42.

Sikdar S, Kulhara P, Avasthi A, Singh H. 1994. Combined chlorpromazine and electroconvulsive therapy in mania. Br J Psychiatry 164:806–810.

Simpson SG, Jamison KR. 1999. The risk of suicide in patients with bipolar disorders. J Clin Psychiatry 60 Suppl 2:53–56.

Small JG, Klapper MH, Kellams JJ, Miller MJ, Milstein V, Sharpley PH, et al. 1988. Electroconvulsive treatment compared with lithium in the management of manic states. Arch Gen Psychiatry 45:727–732.

Small JG, Klapper MH, Milstein V, Kellams JJ, Miller MJ, Marhenke JD, et al. 1991. Carbamazepine compared with lithium in the treatment of mania. Arch Gen Psychiatry 48:915–921.

Small JG, Klapper MH, Marhenke JD, Milstein V, Woodham GC, Kellams JJ. 1995. Lithium combined with carbamazepine or haloperidol in the treatment of mania. Psychopharmacol Bull 31:265–272.

Small JG, Klapper MH, Milstein V, Marhenke JD, Small IF. 1996. Comparison of therapeutic modalities for mania. Psychopharmacol Bull 32:623–627.

Smith LA, Cornelius V, Warnock A, Tacchi MJ, Taylor D. 2007a. Acute bipolar mania: a systematic review and meta-analysis of co-therapy vs. monotherapy. Acta Psychiatr Scand 115:12–20.

Smith LA, Cornelius V, Warnock A, Tacchi MJ, Taylor D. 2007b. Pharmacological interventions for acute bipolar mania: a systematic review of randomized placebo-controlled trials. Bipolar Disord 9:551–560.

Smulevich AB, Khanna S, Eerdekens M, Karcher K, Kramer M, Grossman F. 2005. Acute and continuation risperidone monotherapy in bipolar mania: a 3-week placebo-controlled trial followed by a 9-week double-blind trial of risperidone and haloperidol. Eur Neuropsychopharmacol 15:75–84.

Soares JC. 2000. Valproate treatment and the risk of hyperandrogenism and polycystic ovaries. Bipolar Disord 2:37–41.

Soares MB, Moreno RA, Moreno DH. 2002. Electroconvulsive therapy in treatment-resistant mania: case reports. Rev Hosp Clin Fac Med Sao Paulo 57:31–38.

Spina E, Pisani F, Perucca E. 1996. Clinically significant pharmacokinetic drug interactions with carbamazepine. An update. Clin Pharmacokinet 31:198–214.

Spring G, Schweid D, Gray C, Steinberg J, Horwitz M. 1970. A double-blind comparison of lithium and chlorpromazine in the treatment of manic states. Am J Psychiatry 126:1306–1310.

Stoll KD, Bisson HE, Fischer E, Gammel G, Goncalves N, Kröber HL, et al. 1986. Carbamazepine versus haloperidol in manic syndromes. In: Shagass C, Josiassen RC, Bridger WH, Weiss KJ, Stoff D, Simpson GM, editors. Biological psychiatry. New York: Elsevier. p332–334.

Storosum JG, Wohlfarth T, Schene A, Elferink A, van Zwieten BJ, van den BW. 2007. Magnitude of effect of lithium in short-term efficacy studies of moderate to severe manic episode. Bipolar Disord 9:793–798.

Suppes T, McElroy SL, Gilbert J, Dessain EC, Cole J. 1992. Clozapine in the treatment of dysphoric mania. Biol Psychiatry 32:270–280.

Suppes T, Chisholm KA, Dhavale D, Frye MA, Altshuler LL, McElroy SL, et al. 2002. Tiagabine in treatment refractory bipolar disorder: a clinical case series. Bipolar Disord 4:283–289.

Suppes T, Mintz J, McElroy SL, Altshuler LL, Kupka RW, Frye MA, et al. 2005. Mixed hypomania in 908 patients with bipolar disorder evaluated prospectively in the Stanley Foundation Bipolar Treatment Network: a sex-specific phenomenon. Arch Gen Psychiatry 62:1089–1096.

Swann AC, Bowden CL, Morris D, Calabrese JR, Petty F, Small J, et al. 1997. Depression during mania. Treatment response to lithium or divalproex. Arch Gen Psychiatry 54:37–42.

Swann AC, Bowden CL, Calabrese J, Dilsaver SC, Morris DD. 2002. Pattern of response to divalproex, lithium, or placebo in four naturalistic subtypes of mania. Neuropsychopharmacology 26:530–536.

Takahashi R, Sakuma A, Itoh K, Itoh H, Kurihara M. 1975. Comparison of efficacy of lithium carbonate and chlorpromazine in mania. Report of collaborative study group on treatment of mania in Japan. Arch Gen Psychiatry 32:1310–1318.

Thomas J, Reddy B. 1982. The treatment of mania. A retrospective evaluation of the effects of ECT, chlorpromazine, and lithium. J Affect Disord 4:85–92.

Thomas P, Vieta E, for the SOLMANIA study group. 2008. Amisulpride plus valproate vs. haloperidol plus valproate in the treatment of acute mania of bipolar I patients: a multicenter, open-label, randomized, comparative trial. Neuropsychiatr Dis Treat 4:1–12.

Tohen M. 2008. Clinical trials in bipolar mania: implications in study design and drug development. Arch Gen Psychiatry 65:252–253.

Tohen M, Sanger TM, McElroy SL, Tollefson GD, Chengappa KN, Daniel DG, et al. 1999. Olanzapine versus placebo in the treatment of acute mania. Olanzapine HGEH Study Group. Am J Psychiatry 156:702–709.

Tohen M, Jacobs TG, Grundy SL, McElroy SL, Banov MC, Janicak PG, et al. 2000. Efficacy of olanzapine in acute bipolar mania: a double-blind, placebo-controlled study. The Olanzapine HGGW Study Group. Arch Gen Psychiatry 57:841–849.

Tohen M, Zhang F, Taylor CC, Burns P, Zarate C, Sanger T, et al. 2001. A meta-analysis of the use of typical antipsychotic agents in bipolar disorder. J Affect Disord 65:85–93.

Tohen M, Chengappa KN, Suppes T, Zarate CA, Calabrese JR, Bowden CL, et al. 2002. Efficacy of olanzapine in combination with valproate or lithium in the treatment of mania in patients partially nonresponsive to valproate or lithium monotherapy. Arch Gen Psychiatry 59:62–69.

Tohen M, Goldberg JF, Gonzalez-Pinto Arrillaga AM, Azorin JM, Vieta E, Hardy-Bayle MC, et al. 2003a. A 12-week, double-blind comparison of olanzapine vs. haloperidol in the treatment of acute mania. Arch Gen Psychiatry 60:1218–1226.

Tohen M, Ketter TA, Zarate CA, Suppes T, Frye M, Altshuler L, et al. 2003b. Olanzapine versus divalproex sodium for the treatment of acute mania and maintenance of remission: a 47-week study. Am J Psychiatry 160:1263–1271.

Tohen M, Vieta E, Calabrese J, Ketter TA, Sachs G, Bowden C, et al. 2003c. Efficacy of olanzapine and olanzapine-fluoxetine combination in the treatment of bipolar I depression. Arch Gen Psychiatry 60:1079–1088.

Tohen M, Zarate CA, Hennen J, Khalsa HM, Strakowski SM, Gebre-Medhin P, et al. 2003d. The McLean-Harvard First-Episode Mania Study: prediction of recovery and first recurrence. Am J Psychiatry 160:2099–2107.

Tohen M, Bowden CL, Calabrese JR, Lin D, Forrester TD, Sachs GS, et al. 2006a. Influence of sub-syndromal symptoms after remission from manic or mixed episodes. Br

J Psychiatry 189:515-519.

Tohen M, Calabrese JR, Sachs GS, Banov MD, Detke HC, Risser R, et al. 2006b. Randomized, placebo-controlled trial of olanzapine as maintenance therapy in patients with bipolar I disorder responding to acute treatment with olanzapine. Am J Psychiatry 163:247-256.

Tohen M, Kryzhanovskaya L, Carlson G, DelBello M, Wozniak J, Kowatch R, et al. 2007. Olanzapine versus placebo in the treatment of adolescents with bipolar mania. Am J Psychiatry 164:1547-1556.

Tohen M, Bowden CL, Smulevich AB, Bergstrom R, Quinlan T, Osuntokun O, et al. 2008. Olanzapine plus carbamazepine v. carbamazepine alone in treating manic episodes. Br J Psychiatry 192:135-143.

Tohen M, Frank E, Bowden CL, Colom F, Ghaemi NS, Yatham LN, et al. 2009a. The International Society of Bipolar Disorders (ISBD) Task Force on the Nomenclature of Course and Outcome in Bipolar Disorders. Bipolar Disord, in press.

Tohen M, Vieta E, Goodwin GM, Sun B, Amsterdam JD, Banov M, Shekhar A, Aaronson ST, Bardenstein L, Grecu-Gabos I, Tochilov V, Prelipceanu D, Oliff HS, Kryzhanovskaya L, Bowden C. 2009b. Olanzapine versus divalproex versus placebo in the treatment of mild to moderate mania: a randomized, 12-week, double-blind study. J Clin Psychiatry 69:1776-1789.

van Winkel R, De Hert M, Wampers M, Van Eyck D, Hanssens L, Scheen A, et al. 2008. Major changes in glucose metabolism, including new-onset diabetes, within 3 months after initiation of or switch to atypical antipsychotic medication in patients with schizophrenia and schizoaffective disorder. J Clin Psychiatry 69:472-479.

Vasudev K, Goswami U, Kohli K. 2000. Carbamazepine and valproate monotherapy: feasibility, relative safety and efficacy, and therapeutic drug monitoring in manic disorder. Psychopharmacology (Berlin) 150:15-23.

Vieta E. 2003. Divalproex versus olanzapine in mania. J Clin Psychiatry 64:1266-1267.

Vieta E. 2005. The treatment of mixed states and the risk of switching to depression. Eur Psychiatry 20:96-100.

Vieta E, Gasto C, Colom F, Reinares M, Martinez-Aran A, Benabarre A, et al. 2001. Role of risperidone inbipolar II: an open 6-month study. J Affect Disord 67:213-219.

Vieta E, Calabrese JR, Hennen J, Colom F, Martinez-Aran A, Sanchez-Moreno J, et al. 2004. Comparison of rapid-cycling and non-rapid-cycling bipolar I manic patients during treatment with olanzapine: analysis of pooled data. J Clin Psychiatry 65:1420-1428.

Vieta E, Bourin M, Sanchez R, Marcus R, Stock E, McQuade R, et al. 2005a. Effectiveness of aripiprazole v. haloperidol in acute bipolar mania: double-blind, randomised, comparative 12-week trial 4829. Br J Psychiatry 187:235-242.

Vieta E, Ros S, Goikolea JM, Benabarre A, Popova E, Comes M, et al. 2005b. An open-label study of amisulpride in the treatment of mania. J Clin Psychiatry 66:575-578.

Vieta E, Panicali F, Goetz I, Reed C, Comes M, Tohen M. 2008. Olanzapine monotherapy and olanzapine combination therapy in the treatment of mania: 12-week results from the European Mania in Bipolar Longitudinal Evaluation of Medication (EMBLEM) observational study. J Affect Disord 106:63-72.

Vieta E, Berwaerts J, Nuamah I, Lim P, Yuen E, Palumbo J, et al. 2009a. Randomised, placebo, active-controlled study of paliperidone extended-release (ER) for acute manic and mixed episodes in bipolar I disorder. Eur Neuropsychopharmacol, in press.

Vieta E, Ramey TS, Keller D, English PA, Loebel AD, Miceli JJ. 2009b. Ziprasidone in the treatment of acute mania: a 12-week, placebo-controlled, haloperidol-referenced study. J Psychopharmacol, in press.

Vieta E, Tjoen C, McQuade RD, Carson WH Jr., Marcus RN, Sanchez R, et al. 2009c. Efficacy of adjunctive aripiprazole to either valproate or lithium in bipolar mania patients partially nonresponsive to valproate/lithium monotherapy: A placebo-controlled study. Am J Psychiatry, in press.

Viguera AC, Koukopoulos A, Muzina DJ, Baldessarini RJ. 2007. Teratogenicity and anticonvulsants: lessons from neurology to psychiatry. J Clin Psychiatry 68(Suppl 9):29–33.

Volpe FM, Tavares A. 2004. Manic patients receiving ECT in a Brazilian sample. J Affect Disord 79:201–208.

Walton SA, Berk M, Brook S. 1996. Superiority of lithium over verapamil in mania: A randomized, controlled, single-blind trial. J Clin Psychiatry 57:543–546.

Warrington L, Lombardo I, Loebel A, Ice K. 2007. Ziprasidone for the treatment of acute manic or mixed episodes associated with bipolar disorder. CNS Drugs 21:835–849.

Weisler R, Warrington L, Dunn J. 2004a. Adjunctive ziprasidone in bipolar mania: Short- and long-term data. Biol Psychiatry 55(Suppl 1):148.

Weisler RH, Kalali AH, Ketter TA. 2004b. A multicenter, randomized, double-blind, placebo-controlled trial of extended-release carbamazepine capsules as monotherapy for bipolar disorder patients with manic or mixed episodes. J Clin Psychiatry 65:478–484.

Weisler RH, Keck PE Jr, Swann AC, Cutler AJ, Ketter TA, Kalali AH. 2005. Extended-release carbamazepine capsules as monotherapy for acute mania in bipolar disorder: a multicenter, randomized, double-blind, placebo-controlled trial. J Clin Psychiatry 66:323–330.

Weissman MM, Bland RC, Canino GJ, Faravelli C, Greenwald S, Hwu HG, et al. 1996. Cross-national epidemiology of major depression and bipolar disorder. J Am Med Assoc 276:293–299.

Whitlock FA, Evans LE. 1978. Drugs and depression. Drugs 15:53–71.

Wolfsperger M, Greil W, Rossler W, Grohmann R. 2007. Pharmacological treatment of acute mania in psychiatric inpatients between 1994 and 2004. J Affect Disord 99:9–17.

Woods SW. 2000. The economic burden of bipolar disease. J Clin Psychiatry 61(Suppl3):38–41.

World Health Organization. 1992. The ICD–10 Classification of mental and behavioural disorders. Clinical descriptions and diagnostic guidelines. Geneva: WHO.

Yatham LN, Grossman F, Augustyns I, Vieta E, Ravindran A. 2003. Mood stabilisers plus risperidone or placebo in the treatment of acute mania. International, double-blind, randomised controlled trial. Br J Psychiatry 182:141–147.

Yatham LN, Paulsson B, Mullen J, Vagero AM. 2004. Quetiapine versus placebo in combination with lithium or divalproex for the treatment of bipolar mania. J Clin Psychopharmacol 24:599–606.

Yatham LN, Kennedy SH, O'Donovan C, Parikh SV, Macqueen G, McIntyre RS, Sharma V, Beaulieu S. 2006. Canadian Network for Mood and Anxiety Treatments (CANMAT) guidelines for the management of patients with bipolar disorder: update 2007. Bipolar

Disord 8:721-739.

Yatham LN, Vieta E, Young AH, Möller HJ, Paulsson B, Vagero M. 2007. A double blind, randomized, placebo-controlled trial of quetiapine as an add-on therapy to lithium or divalproex for the treatment of bipolar mania. Int Clin Psychopharmacol 22:212-220.

Yildiz A, Guleryuz S, Ankerst DP, Ongur D, Renshaw PF. 2008. Protein kinase C inhibition in the treatment of mania: a double-blind, placebo-controlled trial of tamoxifen. Arch Gen Psychiatry 65:255-263.

Young AH, Oren DA, Lowy A, McQuade RD, Marcus RN, Carson WH, et al. 2009. Aripiprazole monotherapy in acute mania: 12-week randomised placebo- and haloperidol-controlled study. Br J Psychiatry 194:40-48.

Young RC, Biggs JT, Ziegler VE, Meyer DA. 1978. Arating scale for mania: reliability, validity and sensitivity. Br J Psychiatry 133:429-435.

Zajecka JM, Weisler R, Sachs G, Swann AC, Wozniak P, Sommerville KW. 2002. A comparison of the efficacy, safety, and tolerability of divalproex sodium and olanzapine in the treatment of bipolar disorder. J Clin Psychiatry 63:1148-1155.

Zarate CA, Tohen M. 2004. Double-blind comparison of the continued use of antipsychotic treatment versus its discontinuation in remitted manic patients. Am J Psychiatry 161:169-171.

Zarate CA Jr., Singh JB, Carlson PJ, Quiroz J, Jolkovsky L, Luckenbaugh DA, et al. 2007. Efficacy of a proteinkinase C inhibitor (tamoxifen) in the treatment of acute mania: a pilot study. Bipolar Disord 9:561-570.

Zarin D, Pincus HA, McIntyre JS. 2002. APA Practice Guideline For The Treatment Of Patients With Bipolar Disorder. Electronic Citation http://www.psych.org/clin_res/pg_bipolar.cfm

Zimmerman M, Ruggero CJ, Chelminski I, Young D. 2008. Is bipolar disorder overdiagnosed? J Clin Psychiatry 69:935-940.

訳者略歴

山田 和男（東京女子医科大学 東医療センター精神科 教授）

1967年	東京都生まれ
1991年	慶應義塾大学医学部卒業
1991年	慶應義塾大学医学部精神神経科学教室
1992年	慈雲堂内科病院精神科（副医長）
1995年	慶應義塾大学病院漢方クリニック助手
2002年	慶應義塾大学医学部東洋医学講座講師
2003年	山梨大学医学部精神神経医学・臨床倫理学講座講師
2005年	東京女子医科大学東医療センター精神科講師
2007年	同准教授
2011年	同教授（現職）

医学博士，精神保健指定医
WFSBP双極性障害治療ガイドライン特別委員会委員
WFSBP単極性うつ病治療ガイドライン特別委員会委員

著訳書：『WFSBP（生物学的精神医学会世界連合）版 単極性うつ病性障害の生物学的治療ガイドライン』（星和書店），『カプラン精神科薬物ハンドブック第4版』（メディカル・サイエンス・インターナショナル），『実践 漢方医学―精神科医・心療内科医のために』（星和書店），他

双極性障害の生物学的治療ガイドライン：躁病急性期の治療

2012年2月20日　初版第1刷発行
2012年4月17日　初版第2刷発行

　　訳　　　山田和男
　発行者　　石澤雄司
　発行所　　㈱星和書店
　　　　〒168-0074　東京都杉並区上高井戸1-2-5
　　　　電話　03（3329）0031（営業部）／03（3329）0033（編集部）
　　　　FAX　03（5374）7186（営業部）／03（5374）7185（編集部）
　　　　http://www.seiwa-pb.co.jp

©2012　星和書店　　Printed in Japan　　ISBN978-4-7911-0801-5

・本書に掲載する著作物の複製権・翻訳権・上映権・譲渡権・公衆送信権（送信可能化権を含む）は㈱星和書店が保有します。
・JCOPY 〈（社）出版者著作権管理機構 委託出版物〉
本書の無断複写は著作権法上での例外を除き禁じられています。複写される場合は，そのつど事前に（社）出版者著作権管理機構（電話 03-3513-6969，FAX 03-3513-6979，e-mail：info@jcopy.or.jp）の許諾を得てください。

単極性うつ病性障害の 生物学的治療ガイドライン WFSBP（生物学的精神医学会世界連合）版	Bauer 他 著 山田和男 訳	B5判 136p 2,800円
精神科における 予診・初診・初期治療	笠原嘉 著	四六判 180p 2,000円
こころの病に効く薬 脳と心をつなぐメカニズム入門	渡辺雅幸 著	四六判 248p 2,300円
向精神薬・身体疾患治療薬の 相互作用に関する指針 日本総合病院精神医学会治療指針5	日本総合病院 精神医学会 治療戦略検討 委員会 編	四六変形 (縦18.8cm× 横11.2cm) 296p 3,500円
精神疾患の 薬物療法ガイド	稲田俊也 編集・監修 稲垣中、伊豫雅臣、 尾崎紀夫 監修	A5判 216p 2,800円
こころの治療薬 ハンドブック	山口登、酒井隆、 宮本聖也、吉尾隆、 諸川由実代 編	四六判 約340p 2,600円

発行：星和書店　http://www.seiwa-pb.co.jp　価格は本体（税別）です